RECHERCHES

SUR LES

CAUSES DE L'HÉMIPLÉGIE

CHEZ LES ENFANTS

PAR

Henri VALLANTIN,

DOCTEUR EN MÉDECINE DE LA FACULTÉ DE PARIS.

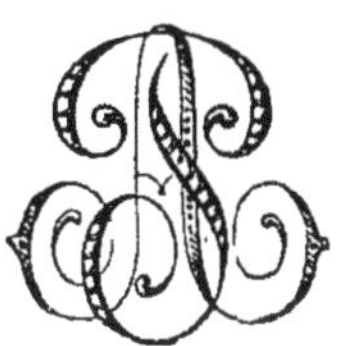

PARIS
A. PARENT, IMPRIMEUR DE LA FACULTÉ DE MÉDECINE
31, RUE MONSIEUR LE-PRINCE 31.

1875

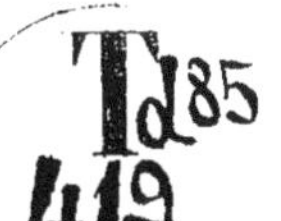

RECHERCHES

SUR LES

CAUSES DE L'HÉMIPLÉGIE

CHEZ LES ENFANTS

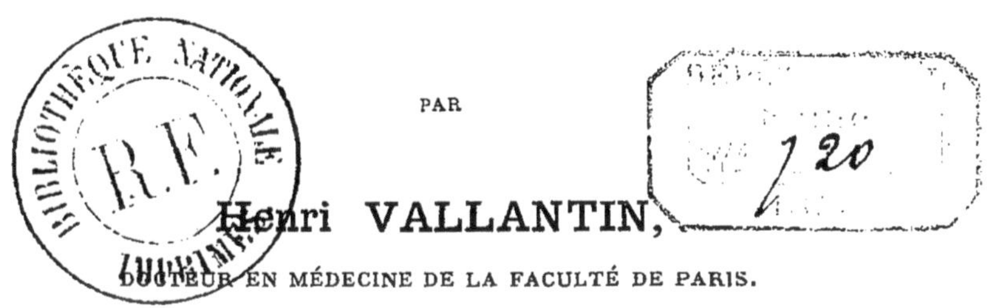

PAR

Henri VALLANTIN,
DOCTEUR EN MÉDECINE DE LA FACULTÉ DE PARIS.

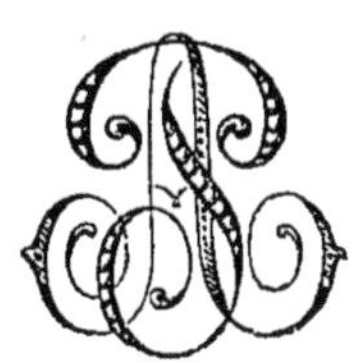

PARIS
A. PARENT, IMPRIMEUR DE LA FACULTÉ DE MÉDECINE
31, RUE MONSIEUR-LE-PRINCE, 31.

1875

RECHERCHES

SUR LES

CAUSES DE L'HÉMIPLÉGIE

CHEZ LES ENFANTS

INTRODUCTION.

I.

Avant de commencer l'étude des causes de l'hémiplégie chez les enfants, je ne crois pas hors de propos de jeter un coup d'œil général sur la paralysie, et spécialement sur la variété de paralysie qui nous occupe, sur l'hémiplégie. Cette digression préliminaire ne sera point sans utilité, car les généralités qu'elle énoncera pourront s'appliquer à presque tous les cas particuliers, et m'éviteront une foule de redites.

Racle définit ainsi la paralysie : la perte de la contractilité musculaire (1). Quelques pages plus loin il nous dit : « On peut reconnaître dans les muscles deux espèces de paralysies : une paralysie dans laquelle le mouvement volontaire est perdu, mais avec conservation de la contractilité galvanique ou irritabilité, et une autre paralysie où

(1) Traité de diagnostic médical, 4e édition, p. 70.

le mouvement volontaire et l'irritabilité galvanique ont disparu simultanément... »

Cette définition demande des commentaires, car il n'est point difficile de prévoir que l'on doit tomber dans des discussions interminables et sans issue, si l'on ne prend pas le soin de bien fixer le sens de ces mots : contractilité, irritabilité, etc..., ainsi que les modifications que ces propriétés peuvent subir dans les paralysies. C'est ce que je vais essayer de faire.

La fibre musculaire vivante a la propriété de se raccourcir, et cette faculté est absolument indépendante du système nerveux, car elle persiste alors même que depuis longtemps toute communication avec les centres nerveux a été interrompue. C'est la *contractilité musculaire*.

Cette contractilité peut se manifester sous l'influence d'un excitant, ou en dehors de toute stimulation appréciable. Dans le premier cas on a affaire à l'*irritabilité musculaire*, dans le second à la *tonicité*. Voici comment Longet définit ces deux manières d'être de la contractilité :

« L'irritabilité musculaire est cette propriété qu'a la fibre charnue de se raccourcir en oscillant et en se fronçant à l'occasion de certaines excitations, soit immédiates, soit extérieures, à la fibre elle-même... La *tonicité* est la tendance continuelle qu'ont les muscles à se raccourcir en l'absence de tout excitant appréciable. »

Malgaigne (*Anatomie chirurgicale*, t. I, p. 103, 1re édition) appelle *contractilité* la propriété de raccourcissement du muscle sous l'influence de la volonté, et il appelle *rétractilité*, la faculté qu'a le muscle de diminuer sa longueur, sous toute autre influence.

M. le professeur Richet fait observer avec juste raison qu'il est difficile de voir deux choses différentes dans la *contractilité* et la *rétractilité* de Malgaigne. « En effet, dit-il, l'intervention du système nerveux dans la contraction volontaire n'est-elle pas un stimulant, d'une nature toute spéciale, il est vrai, mais enfin jouant vis-à-vis de la fibre musculaire le même rôle que d'autres agents incitateurs, l'électricité par exemple ? »

Puis il conclut ainsi :

« De quelque côté qu'on envisage la question, on est toujours et invinciblement ramené à cette idée, qu'il n'existe qu'une seule propriété fondamentale *inhérente à la fibre musculaire*, propriété en vertu de laquelle elle se raccourcit tantôt *spontanément*, tantôt *sous l'action des stimulants*, et c'est cette propriété que j'appellerai simplement contractilité... Ainsi je désignerai sous le nom de *contractilité spontanée et insensible*, ce qu'on a appelé *contractilité de tissu*, *tonicité*, et sous celui de *contractilité provoquée*, ce que d'autres nomment *irritabilité musculaire*, *contractilité organique*, *contractilité volontaire*, me réservant de discuter ensuite si la fibre charnue possède d'autres propriétés, telles que la *force de tension* et *l'extensibilité*. »

Nous avons dit plus haut que cette propriété fondamentale de la fibre musculaire est indépendante du système nerveux; c'est là un fait parfaitement démontré, mais sur lequel il est bon de faire certaines réserves, et d'entrer dans quelques développements qui pourront nous servir plus tard.

Les recherches de beaucoup de physiologistes modernes, et en particulier de Nysten, ont démontré d'une façon péremptoire que la contractilité musculaire persiste pendant un certain temps après la mort, ou dans des parties complètement séparées de l'organisme vivant. Il n'est pas un chirurgien qui n'ait eu l'occasion d'observer les contractions provoquées par le contact d'un corps étranger quelconque sur la surface de section des muscles appartenant à une portion de membre que l'on vient d'amputer, et cela plus d'une heure après l'opération. La chose en elle-même n'est point douteuse, mais l'on a objecté que les contractions observées étaient dues à un reste d'influx nerveux, séjournant dans les branches et les extrémités nerveuses, et tout le monde connaît le rôle que l'on fait jouer aux ganglions intra-cardiaques dans la persistance des contractions du cœur longtemps après que cet organe a été arraché de la poitrine. « *Cor ultimum moriens*, » disait Haller.

Un certain nombre d'observateurs pourtant ne regardaient point la question comme résolue, et poussèrent plus loin leurs patientes investigations. C'étaient Legallois, J. Müller et Sticker, Steinrüch, et plusieurs autres. Mais nous devons surtout citer les importants travaux de Longet qui arriva à formuler les conclusions suivantes :

Quatre jours après la section d'un nerf moteur, le bout correspondant aux muscles a perdu son excitabilité, tandis que la contractilité provoquée (irritabilité musculaire) après plus de douze semaines, persiste encore d'une manière notable : donc la décharge d'un agent impondérable partant des nerfs de mouvement, n'est point nécessaire à la manifestation de la contractilité, et le stimulant spécial transmis par les nerfs de cette classe aux organes musculaires n'est qu'une des nombreuses causes excitatrices de cette propriété.

Claude Bernard est arrivé aux mêmes résultats, en utilisant la propriété du curare, qui est d'anéantir les fonctions des nerfs moteurs sans détruire la contractilité musculaire.

Il y avait une objection à faire à ces deux expérimentateurs : on pouvait contester que les plaques nerveuses terminales fussent altérées, comme le nerf lui-même, par la section de celui-ci ou par l'action toxique, et il était permis de soutenir que l'excitation n'agissait alors que par l'entremise de ces plaques nerveuses. Mais, ainsi que le fait remarquer M. Legros, l'observation microscopique a levé tous les doutes en montrant des fibrilles ou même des fragments de fibrilles musculaires que l'on vient d'arracher à un animal vivant, se contracter malgré l'absence des nerfs et des plaques terminales.

Cependant la contractilité ne peut être durable dans un muscle, qu'autant que la nutrition de celui-ci s'accomplit dans toute son intégrité, et pour cela deux conditions sont essentielles : 1° la réception d'un sang artériel normal ; 2° la communication du muscle avec les nerfs tropho-sensitifs destinés à lui fournir sans cesse ce que M. Richet appelle le *principe vivifiant.*

En ce qui concerne l'influence de la circulation, Longet a obtenu les résultats suivants : après la ligature de l'aorte abdominale, les muscles qui ne reçoivent plus de sang artériel sont, au bout d'un quart d'heure, paralysés des mouvements volontaires, tandis que l'irritabilité subsiste en général pendant deux heures. Si l'on permet de nouveau l'abord du sang artériel, l'irritabilité reparaît en quelques minutes, tandis que les mouvements volontaires ne se rétablissent que plus tard. Ce n'est que vingt-six heures après la ligature de la veine cave inférieure que sur les chiens on voit les mouvements volontaires subir une médiocre diminution, sans que la contractilité provoquée soit sensiblement modifiée.

Quant à l'influence des nerfs de sentiment et de nutrition, elle consiste, nous l'avons déjà dit, d'après M. Richet, en un principe vivifiant, distribué par ces nerfs aux fibres musculaires, et qui entretient d'une manière permanente leur contractilité. Ces nerfs, qu'il propose d'appeler nerfs vivifiants, viennent tous aboutir à la moelle épinière ou à ses prolongements ; c'est donc de la moelle épinière et allongée que part le principe vivifiant de la contractilité musculaire.

« Alors, ajoute-t-il, si la théorie est exacte, on doit, dans les maladies qui n'affectent que l'organe des volitions (hémorrhagies cérébrales, contusions des hémisphères, etc.), et laissent intactes les autres parties de l'axe cérébral, c'est-à-dire la moelle épinière et ses prolongements, on doit trouver les muscles soumis à l'empire de la volonté, privés de leur principe incitateur, mais conservant néanmoins la faculté de se contracter sous l'influence des stimulants : autrement dit, la contractilité provoquée ou incitabilité musculaire doit demeurer intacte, puisque le principe vivifiant ne fait point défaut. » Nous verrons dans le cours de ce travail que c'est là précisément ce qu'on observe dans la grande majorité des hémiplégies, qui proviennent presque toutes de lésions cérébrales.

Quand on a affaire, au contraire, à des lésions qui atteignent soit la moelle épinière, soit les nerfs qui conduisent aux muscles volontaires le principe vivifiant, la contractilité provoquée s'affaiblit dès la fin du premier septénaire, pour disparaître ensuite progressivement ; si on s'en rapporte aux expériences instituées sur les animaux, c'est à la fin de la sixième semaine que la disparition devient complète ; si, au contraire, on interroge les faits pathologiques observés sur l'homme, c'est beaucoup plus tôt et à la fin du premier septénaire.

Ces considérations sont souvent fort utiles dans la pratique, et l'on doit à M. Duchenne (de Boulogne) d'avoir fait ressortir tous les services que peut rendre au diagnostic et par suite au pronostic et au traitement, l'application de l'électricité faradique. Si, en effet, des muscles paralysés depuis un certain temps répondent peu ou point au stimulus galvanique, il y a gros à parier qu'on a affaire à une lésion des nerfs ou de la moelle; si au contraire le contact des électrodes y provoque des contractions sensibles, on peut raisonnablement en conclure que la paralysie est due à une affection encéphalique.

Outre le principe vivifiant qui entretient leur contractilité, les muscles sains sont encore soumis au *principe incitateur* qui la met en jeu, et qui provient de sources différentes pour les muscles volontaires et les muscles involontaires : c'est le cerveau, centre des volitions, qui est le point de départ du stimulus des premiers; les contractions des seconds sont sollicitées par l'action réflexe : le sang joue le rôle d'excitant, son influence est transmise par les nerfs de sentiment à la moelle épinière, laquelle renvoie aux fibres musculaires le stimulant qui les fait se contracter; dans l'un et l'autre cas, l'agent excitateur est porté à la fibre par les *nerfs de mouvement*.

Après ces explications, on ne peut donc point dire que la paralysie soit la perte de la contractilité musculaire. A la vérité, cette définition s'applique à certaines paralysies, mais non à toutes : un muscle peut conserver très-longtemps sa faculté contractile tout en étant bien et dûment paralysé, car, pour qu'il y ait paralysie, il suffit que le principe incitateur ait perdu en partie ou en totalité son influence sur le muscle, soit que ce principe ait été atteint dans sa source même, soit qu'un obstacle quelconque s'oppose à son action.

On pourrait alors comparer le muscle à une machine à vapeur qui viendrait brusquement à manquer de ce fluide élastique. Le piston au bout de quelques instants s'arrête, et le volant cesse de tourner, mais ont-ils perdu la faculté de se mouvoir sous l'influence d'une autre force, de l'air comprimé, par exemple? Nullement. Et si l'on veut pousser plus loin la comparaison, on peut dire : Si l'on prend soin d'entretenir dans toute leur intégrité les organes de la machine, la faculté de faire mouvoir son piston demeurera intacte en elle, et elle pourra l'exercer dès qu'on lui aura fourni de nouveau de la vapeur, de même qu'un muscle paralysé, mais recevant toujours le principe vivifiant, pourra se contracter dès que l'on parviendra à lever l'obstacle qui entrave l'action du principe incitateur. Mais, d'une autre part, si on laisse les pièces de la machine se détériorer, il arrivera un moment où celle-ci sera incapable d'aucun service, comme aussi on verra progressivement s'affaiblir et s'éteindre la puissance contractile dans un muscle auquel le principe vivifiant fera défaut.

Les muscles involontaires sont exposés à la paralysie au même titre que la fibre striée, mais nous nous contenterons d'en faire mention, cette classe de paralysies ne rentrant pas dans notre sujet.

Le principe incitateur peut être atteint dans sa source même par les affections du cerveau, ou bien sa propagation peut être rendue impossible par des lésions diverses des parties qui sont chargées de cette fonction. Telles sont les principales causes des paralysies, mais elles peuvent encore dépendre d'affections des muscles eux-mêmes, de lésions des vaisseaux et de la circulation, de névroses et d'empoisonnements. Elles sont parfois regardées comme essentielles. Enfin il est une dernière classe de paralysies, les paralysies réflexes, qui ont donné lieu à diverses théories (1).

II.

L'hémiplégie, on le sait, est la paralysie d'une des moitiés latérales du corps. Elle est tantôt subite, et tantôt graduelle, tantôt complète, et tantôt incomplète, et, dans ce dernier cas, plus facilement reconnue au membre inférieur qu'au supérieur, en raison du poids du corps que doivent supporter les extrémités pelviennes. Le plus sou-

(1) *Voy*. Brown-Séquard. *Des paraplégies* (1864).

vent la face et les membres sont paralysés du même côté : quelquefois il n'en est pas de même, la face étant paralysée d'un côté, et les membres de l'autre, et alors on donne à cette variété le nom d'hémiplégie alterne. On observe quelquefois la non-participation de la face à l'hémiplégie; quant à l'hémiplégie faciale existant seule et sans aucune complication du côté des membres, elle est souvent d'origine périphérique et mérite de faire l'objet d'une étude à part : il n'entre pas dans mon plan de m'en occuper ici.

La sensibilité est tantôt conservée, tantôt détruite partiellement ou complètement dans les membres paralysés; la température de ces derniers tantôt reste absolument normale, tantôt subit un abaissement, tantôt, au contraire, s'élève au-dessus de celle du côté sain (1). La contractilité galvanique est très-souvent conservée dans son intégrité (2).

Les empoisonnements, les troubles partiels dans la circulation des muscles, ne peuvent guère faire sentir uniquement leur influence sur une des moitiés symétriques du corps humain; on ne peut guère non plus, en face d'un hémiplégique, penser à la coexistence d'affections intéressant les nerfs du bras et ceux de la jambe, coïncidence qui peut s'observer à la rigueur, mais avec laquelle la clinique journalière doit peu compter. Il en est de même des affections de la moelle épinière, car, pour produire l'hémiplégie, il faudrait qu'elles fussent localisées au cordon antéro-latéral, du côté de la paralysie, et au-dessus

(1) Cette augmentation de la température aurait pour cause tantôt la paralysie des vaso-moteurs (Brown-Séquard), tantôt ces contractures tardives dues aux dégénérescences secondaires de la moelle sur lesquelles Bouchard a attiré l'attention. (*Arch. gén. de méd.*, 1866, t. VII et VIII.)

(2) Il est assez habituel de voir, au bout d'un temps plus ou moins long, la contractilité galvanique diminuer progressivement sous l'influence de dégénérescences secondaires de la moelle. (Bouchard, *loc. cit.*)

des filets d'origine du plexus brachial. C'est là une circonstance possible, et dont il faudrait tenir compte s'il y avait d'autres symptômes concordants. Dans notre observation 13, l'autopsie a révélé une lésion analogue, mais, outre que l'altération n'était pas rigoureusement bornée à une des moitiés symétriques des faisceaux, les productions morbides de la masse encéphalique rendaient amplement compte de l'hémiplégie observée pendant la vie. Restent alors les affections de l'encéphale, et, en effet, ce sont là de beaucoup les causes les plus fréquentes de la forme de paralysie qui nous occupe. La lésion peut se développer au sein même de l'encéphale, ou bien prendre naissance dans les parties qui l'avoisinent, et agir alors soit par pression sur ce centre nerveux, soit par propagation de l'altération dont elles sont le siége.

Quoi qu'il en soit, cette lésion occupe la moitié de l'encéphale opposée à la paralysie des membres. Ce fait est universellement et irréfutablement admis, assis sur des milliers d'observations positives, et les deux cas, cités par Morgagni et Blandin, dans lesquels la lésion siégeait du même côté que l'akinésie, ne peuvent en aucune façon l'ébranler, en supposant même qu'il n'y ait pas eu quelque erreur d'observation. Chacun sait aussi qu'on explique cette particularité par la décussation, l'entrecroisement des pyramides antérieures, continuation des cordons antéro-latéraux de la moelle. Il faut pourtant avouer que l'esprit n'est pas absolument satisfait par cette théorie : l'entrecroisement des pyramides est loin d'être complet; une notable partie de ce faisceau y échappe toujours, et pourtant la paralysie est toujours croisée. Certains auteurs admettent un second entrecroisement des fibres nerveuses dans le corps calleux, mais alors cette seconde décussation détruirait la première, et la paralysie serait toujours directe. Il y a donc là des points très-obscurs et dont la science, en son état actuel, est impuissante à donner une explication irréprochable.

Est-il possible d'aller plus loin dans la voie du diagnostic? En d'autres termes, l'examen clinique approfondi d'une pareille paralysie, uni à la comparaison critique des symptômes concomitants, peut-il nous donner des indications plus précises sur la localisation de la lésion? Malheureusement, sauf en quelques circonstances particulières, nos recherches, à cet égard, restent bien souvent infructueuses.

Pour arriver à quelque résultat, distinguons d'abord, à l'exemple de M. Jaccoud, dans la masse encéphalique, trois appareils que la diversité de leurs fonctions sépare bien nettement : 1° l'appareil cérébral ou hémisphères cérébraux, organe des volitions et du principe incitateur, sans parler des fonctions intellectuelles qui ne nous intéressent pas ici ; 2° l'appareil spinal supérieur, composé du bulbe, de la protubérance, des tubercules quadrijumeaux, des pédoncules cérébraux, et ayant pour annexe l'appareil cérébelleux : à ce second appareil, qui n'est que la continuation de la moelle, et des nerfs périphériques, sont dévolues l'activité végétative, et la transmission en sens opposés des impulsions cérébrales, et des sensations périphériques. Enfin 3° un appareil de conjonction, constitué par deux organes pairs, les couches optiques et les corps striés; la substance grise de ces ganglions nerveux est le réceptacle et le point de départ des fibres blanches des deux appareils précédents qu'elle met en communication.

Cela posé, il va de soi que les hémiplégies par défaut d'incitation volontaire seront produites par des lésions du premier appareil, tandis que les hémiplégies par simple défaut de transmission du principe incitateur reconnaîtront pour leur étiologie les altérations du deuxième ou du troisième. Mais, ainsi que le fait justement remarquer

M. Jaccoud, cette distinction, fondée sur l'analyse des diverses conditions nécessaires pour la production du mouvement volontaire, est à peu près stérile en pratique, parce que la situation du malade permet rarement une observation aussi délicate.

On s'accorde aujourd'hui à admettre que les lésions de la couche corticale grise de l'encéphale peuvent fort bien ne pas donner lieu à l'hémiplégie; que celle-ci n'existe pas quand le système des commissures (voûte, corps calleux) est seul intéressé; qu'elle est moins accentuée lorsqu'elle est due à une affection de la substance blanche cérébrale que lorsque c'est une lésion du corps strié ou des pédoncules cérébraux qui lui a donné naissance; qu'elle est d'autant plus complète (comme intensité et comme étendue), que la lésion est plus rapprochée de l'étage inférieur de l'encéphale; enfin, il semble résulter d'observations très-rigoureuses (Türck, Waters) que les altérations des corps striés, et des pédoncules à leur niveau, sont particulièrement en rapport avec la paralysie du mouvement, tandis que les lésions strictement limitées aux couches optiques et à leurs connexions hémisphériques, avec intégrité des pédoncules, ont pour symptôme prédominant une paralysie de la sensibilité (Jaccoud). Ces faits justifient la description anatomique de Kölliker, qui professe que les corps striés reçoivent surtout les fibres du système spinal antérieur (partie superficielle des pédoncules cérébraux), et que les couches optiques reçoivent à la fois des éléments du système spinal antérieur (mouvement) et du postérieur (sensibilité).

Du reste, tous les organes qui composent l'appareil spinal supérieur ne peuvent point, par leurs lésions, donner lieu à l'hémiplégie du mouvement; il faut, pour que la paralysie prenne naissance, que ces lésions siégent sur les voies *kinésodiques* ou de transmission motrice, c'est-à-dire sur l'étage inférieur et moyen des pédoncules cérébraux, l'étage moyen de la protubérance, et l'étage inférieur du bulbe. Mais le volume de toutes ces parties est si restreint, qu'il est bien rare que les altérations développées en dehors d'elles ne les envahissent pas dans une plus ou moins grande étendue. Dans ce cas, l'hémiplégie est souvent incomplète.

Lorsqu'on a affaire à une hémiplégie alterne, c'est-à-dire dans laquelle le mouvement est aboli dans la moitié latérale de la face d'un côté et dans les membres de l'autre côté, on doit penser avant tout à une lésion de la protubérance annulaire, ce qui peut être expliqué de la manière suivante. Les nerfs faciaux s'entrecroisent au-dessus de l'isthme (Vulpian, Philippeaux); les cordons de la moelle ne s'entrecroisent que dans le bulbe. En conséquence, une altération quelconque siégeant dans une moitié latérale de la protubérance produira la paralysie des membres du côté opposé, puisque les cordons médullaires affectés sont destinés à l'autre côté du corps, et la paralysie directe de la face, puisque la lésion porte sur un nerf déjà entrecroisé et qui est destiné au côté de la face correspondant à celui de l'altération (obs. 16). M. le professeur Gubler a soigneusement étudié et décrit cette forme d'hémiplégie (*Gaz. hebd. de médecine*, octobre 1856 et octobre 1858).

D'une manière générale, lorsque les nerfs crâniens participent à la paralysie hémiplégique, on peut en tirer des conclusions plus fructueuses que lorsque les membres sont seuls atteints dans leur motricité. (Voy. Jaccoud, *Pathologie interne*, 3e édition, t. I, p. 293 et suivantes.)

Indépendamment de ces hémiplégies, produites par des lésions diverses des centres nerveux, on en a observé d'autres qui se manifestent en dehors de toute altération appréciable du cerveau ou de la moelle. Les unes surviennent dans le cours de certaines névroses ou de certaines maladies aiguës; d'autres se produisent par action réflexe, à la suite d'impressions périphériques ou intérieures. Mais, dans tous les cas de paralysies sans lésions centrales, il faut bien le dire, la forme hémiplégique est exceptionnelle, et je serai très-bref à leur égard, car mon but est surtout de faire un travail pratique et clinique. Je réunirai toutes ces hémiplégies dans une même classe, et je me trouve ainsi conduit à faire de toutes les hémiplégies qu'on observe chez les enfants trois classes :

1° Hémiplégies d'origine encéphalique;

2° Hémiplégies d'origine spinale;

3° Hémiplégies indépendantes de toute lésion appréciable des centres nerveux.

PREMIÈRE CLASSE

Hémiplégies d'origine encéphalique.

CHAPITRE PREMIER.

CONGESTION ET ANÉMIE CÉRÉBRALES.

On rencontre quelquefois chez l'adulte une forme apoplectique de congestion cérébrale qui détermine une hémiplégie plus ou moins durable. La pathogénie de l'hémiplégie, dans cette maladie, est des plus obscures et a donné lieu à plusieurs théories; mais nous n'avons pas à insister davantage, car, dans la congestion cérébrale primitive de l'enfant, ces phenomènes de paralysie circonscrite ne sont point observés (1). L'hyperémie encéphalique primitive de l'enfance se présente le plus souvent sous des dehors d'excitation méningitique qui peuvent en imposer; mais je n'ai trouvé mentionnés nulle part des signes akinésiques réels. (Voy. Jaccoud, Bouchut, Niemeyer, Rilliet et Barthez, *Traités classiques*; Guibert, *Archiv. gén. de méd.*, 1827.)

Il n'en est plus de même de la congestion secondaire et symptomatique, car cette dernière peut, par des poussées successives autour de certains produits néoplastiques, par exemple, faire naître des hémiplégies transitoires, en rompant pour un instant l'équilibre anormal auquel le centre nerveux s'était peu à peu habitué. (Voy. le chapitre des tumeurs cérébrales.)

(1) Il y aurait peut-être lieu de faire des réserves pour la maladie décrite par Blaud (de Beaucaire), sous le nom vulgaire de *subé*.

L'*anémie encéphalique* généralisée n'est point une cause d'hémiplégie pour l'enfant, pas plus qu'elle ne l'est pour l'adulte.

Tout autrement se comportent l'anémie partielle par oblitération artérielle et le ramollissement cérébral qui en est la conséquence.

L'oblitération des artères encéphaliques, qui entraîne le ramollissement, peut avoir pour cause la thrombose ou l'embolie. Lorsqu'il y a thrombose, la coagulation spontanée du sang est la conséquence des lésions de l'endartérite déformante et de l'athérome, qui viennent modifier dans sa structure la tunique interne de l'artère, dont l'intégrité est nécessaire à une circulation normale; dans d'autres cas, cette coagulation est due au ralentissement circulatoire qui résulte, soit de la pression d'une tumeur, soit de la cachexie des maladies épuisantes. Quant au mécanisme de l'embolie, il est toujours le même : un caillot formé dans le cœur, un fragment de valvule ou d'exsudat endocardique (embole) est lancé dans la circulation, et conduit, par une des carotides ou des vertébrales, dans une artère de petit calibre, qu'il oblitère. De là, anémie circonscrite dans la portion du cerveau desservie par cette artère, et, s'il ne s'établit au plus vite une circulation collatérale suffisante, dégénération nécrobiotique de cette portion, en un mot, *ramollissement cérébral*. Qu'il provienne de la thrombose ou de l'embolie, le ramollissement est circonscrit en un ou plusieurs foyers bien limités, et son développement présente trois stades : 1° stade de *ramollissement rouge;* 2° stade de *ramollissement jaune;* 3° stade de *ramollissement blanc.*

Le ramollissement rouge ne prend naissance que trente-six ou quarante-huit heures après l'oblitération vasculaire. La consistance du tissu nerveux est déjà diminuée, et la coloration plus ou moins rouge, bien plus accentuée à la périphérie, est due souvent à de petites hémorrhagies punctiformes, ou bien à ce que l'accroissement de pression fait transsuder des vaisseaux de la sérosité colorée en rouge par l'hématine dissoute. Puis vient le ramollissement jaune, qui doit sa couleur à la métamorphose régressive ou graisseuse des éléments nerveux. Le ramollissement blanc qui lui succède n'est effectué qu'au bout de plusieurs mois. Là, tous les éléments primitifs ont disparu; la pulpe est diffluente, et constitue une espèce de liquide présentant une étroite ressemblance avec le colostrum (Meissner).

D'après l'énoncé des deux modes étiologiques du ramollissement, il n'est pas difficile de prévoir que le ramollissement par thrombose athéromateuse doit être extrêmement rare dans l'enfance, où l'athérome est exceptionnel, et que, au contraire, l'encéphalomalacie embolique doit y être relativement fréquente, car les affections du cœur sont loin d'être rares dans le jeune âge.

Or, la clinique confirme ces prévisions, et nous démontre, unie à l'anatomie pathologique, que le ramollissement par embolie est, chez l'enfant, une cause d'hémiplégie qui, sans être commune, mérite cependant qu'on la prenne en sérieuse considération. Le ramollissement par thrombose est plus rare à cette période de la vie, et reconnaît alors pour cause la présence d'une tumeur ou la cachexie marastique (1).

Dans les deux cas la paralysie est due à l'anémie cérébrale circonscrite d'abord, puis à la désorganisation de la partie anémiée, quand cette désorganisation a lieu. Il va de soi que la guérison complète n'est possible que dans les premiers jours qui suivent l'attaque, car plus tard le

(1) *Voy.* l'article consacré à la méningite tuberculeuse et aux foyers de ramollissement secondaire qu'elle entraîne.

travail nécrobiotique est commencé, et, dans l'état actuel de la science, nous sommes absolument impuissants devant une pareille évolution morbide.

Dans la thrombose il y a souvent des prodromes variables, dus à l'état maladif des artères et aux troubles de la circulation qui en résultent; dans l'embolie, au contraire, il n'y a jamais de signes précurseurs. Au moment où l'obturation a lieu, le sujet tombe brusquement sidéré, et quand il revient à lui, il est hémiplégique. Nous devons pourtant remarquer que cette attaque apoplectique est, en général, beaucoup plus courte et beaucoup plus légère que dans l'hémorrhagie cérébrale des adultes.

L'hémiplégie est souvent bornée aux membres ; d'autres fois elle intéresse également la moitié correspondante de la face, mais dans aucun des cas cités par Lancereaux (Thèse de Paris, 1862), il n'y a eu d'hémiplégie alterne. Elle s'observe plus souvent à droite qu'à gauche, mais il y a loin de cette remarque clinique à l'opinion de certains auteurs qui veulent que le côté droit en soit le siége exclusif. Les mouvements réflexes sont conservés dans les membres paralysés ; ceux-ci ne présentent ni roideur, ni contracture. La sensibilité est très-souvent intacte, du moins quand on a affaire à une embolie des artères sylviennes, car, dans l'oblitération embolique de la basilaire, les troubles de la sensibilité sont au moins aussi fréquents que ceux du mouvement.

On a signalé un affaiblissement de la vue du côté opposé à la paralysie, provenant souvent de ce qu'un caillot carotidien se prolonge dans l'artère ophthalmique. Enfin, concurremment avec les symptômes paralytiques, il n'est pas rare d'observer un embarras de la parole, et dans certains cas, des troubles intellectuels.

En résumé, on devra penser au ramollissement embolique chez les enfants rhumatisants, atteints d'affections de cœur ou des gros vaisseaux, chez lesquels on aura pu constater une attaque apoplectiforme brusque, surtout si l'hémiplégie siége à droite, et s'il y a complication d'embarras de la parole et de troubles intellectuels.

OBSERVATION I. (Thèse de Lancereaux)

Enfant de 16 ans ; rhumatisme articulaire aigu deux ans auparavant sans lésion cardiaque appréciable. Entre le 20 mars 1860 à l'hôpital Saint-Barthélemy ; le matin, affaissement, hémiplégie subite du côté gauche ; rigidité légère dans la jambe droite seulement ; intelligence et parole normales, battements carotidiens très-forts ; hypertrophie du cœur, double bruit de souffle aortique, céphalalgie intense. (Vésicatoire sous le cou, six sangsues derrière l'oreille, calomel.) La céphalalgie disparaît, les pulsations carotidiennes sont encore plus fortes. — Infusion de digitale.

Le 26. Disparition de la rigidité, léger mouvement de la jambe. — Quinquina, électricité.

1er avril. Amélioration qui continue pendant tout le mois.

Sortie le 7 mai. Pas de changement du côté du cœur ; le malade marche en traînant la jambe ; les forces ont beaucoup augmenté.

Nous parlerons en temps et lieu des foyers de ramollissement par thrombose qui se manifestent secondairement dans le cours de certaines autres affections cérébrales, et qui concourent, souvent même à meilleur titre que la lésion mère, à la production de l'hémiplégie.

CHAPITRE II.

HÉMORRHAGIES ENCÉPHALIQUES.

L'*hémorrhagie cérébrale* est certainement la cause la plus fréquente d'hémiplégie chez l'adulte et le vieillard. Il en est, on le sait, tout autrement chez l'enfant. Chez lui, il n'y a guère de ces dégénérescences athéromateuses des vaisseaux qui ont été notées dans presque tous les cas d'hémorrhagies cérébrales des vieillards (Bouchard), et, quoique la production d'une pareille hémorrhagie reconnaisse bien d'autres causes adjuvantes, il n'en est pas moins vrai que ce premier fait rend compte dans une certaine mesure de leur rareté.

L'hémorrhagie cérébrale a pourtant été observée un certain nombre de fois chez des enfants de différents âges et même chez des nouveau-nés (Vernois), mais alors elle était rarement primitive et reconnaissait alors pour causes prochaines ou éloignées des dyscrasies, des ramollissements, des tumeurs cérébrales, etc. Dans les quelques cas d'hémorrhagie primitive que Rilliet et Barthez ont rapportés, ces auteurs font remarquer, comme une chose digne de curiosité, que l'hémiplégie n'a pas été notée parmi les symptômes de la maladie. Ils sont fort portés à admettre qu'il n'y a point eu là d'erreur d'observation et que l'absence d'hémiplégie est le caractère distinctif de l'hémorrhagie cérébrale chez les enfants.

Voici pourtant une observation d'hémiplégie par hémorrhagie cérébrale rapportée par Constant dans la *Gazette médicale* de 1834, et que, vu son importance et les objections dont elle est passible, je crois devoir, ici, reproduire dans son entier.

Obs. II.—Hémorrhagie cérébrale (?) chez un enfant de 11 ans; hémiplégie gauche; saignées répétées au début. Amélioration. (*Gazette medicale* de 1834, p. 103.)

Brérette, âgé de 11 ans, rue des Prêcheurs, 10, est transporté le 12 septembre à l'hôpital, atteint d'une hémiplégie gauche. Doué d'une constitution médiocrement forte, d'un tempérament nervoso-sanguin, ce garçon n'a eu, pendant son enfance, ni engorgement des ganglions cervicaux, ni exsudation du cuir chevelu, ni ophthalmie. Il porte des traces évidentes de vaccine; il a eu la rougeole et la coqueluche. A ces maladies près, qui n'ont offert aucune gravité, il a joui d'une bonne santé jusqu'à l'âge de 10 ans; à cette époque, il a été pris d'*accès de migraine qui se sont renouvelés assez fréquemment pendant une année*. La douleur de tête avait *constamment son siége à droite; elle était presque toujours accompagnée de vomissements*, et quelquefois de *vertiges et de troubles de la vision*. Le 12 août 1833, après un repas ordinaire, il retourne à ses jeux, au milieu desquels il est pris tout à coup de céphalalgie, de vertiges; il perd connaissance, tombe, et on le relève hémiplégique. Des vomissements abondants ont lieu après l'attaque. Il reprend connaissance au bout d'un quart d'heure, mais il offre une déviation très-prononcée de la bouche; l'articulation des sons est extrêmement difficile; les membres du côté gauche sont entièrement privés de mouvement. Une saignée de bras fut pratiquée le jour même. Dans les jours qui suivirent, on appliqua cinq fois des sangsues, soit derrière les oreilles, soit au fondement. Plus tard, on eut recours à l'application d'un vésicatoire à la nuque. Sous l'influence de cette médication, la parole devint tout à fait libre; au bout de trois semaines, la déviation de la bonche diminua, mais la paralysie des membres ne subit aucune modification. Ces renseignements ont été fournis par le malade, qui est doué de beaucoup d'intelligence, et ils ont été entièrement confirmés par sa grand'mère, qui a suivi la maladie depnis l'invasion, jusqu'au moment où est entré le malade à l'hôpital. La mère de cet enfant est douée d'une forte constitution; elle n'a jamais éprouvé aucune affection des centres nerveux. Le père fut pris, à la suite d'une vive frayeur qu'il éprouva pendant les événements de juillet, d'une affection cérébrale qui dégénéra en aliénation mentale. Il est mort à Bicêtre, dans le service des aliénés, un an après l'invasion des premiers accidents. Le garçon a les cheveux d'un blond ardent, les yeux bleus; la peau, habituellement pâle, se couvre d'une vive rougeur par suite de la plus légère émotion.

Le 13 septembre, un mois après l'invasion de l'hémiplégie, Brérette nous offrit l'état suivant : décubitus dorsal, face rouge, animée pendant qu'il nous raconte les différentes circonstances de sa maladie; intelligence nette; articulation des sons distincte; déviation de la bouche à droite, surtout lorsque le malade rit; pupille droite dilatée, lentement contractile; pupille gauche naturelle, vision moins nette à droite qu'à gauche; membres supérieur et inférieur du côté gauche entièrement privés de mouvement : lorsqu'on les soulève, et qu'on les abandonne à eux-mêmes, ils tombent comme une masse inerte. Les doigts sont contractés; le malade ne peut ni les étendre, ni les fléchir ; la sensibilité est égale de part et d'autre ; les membres paralysés ont une température moins élevée que ceux du côté opposé ; l'atrophie est peu marquée. Il n'existe aucune douleur. Il n'y a point aujourd'hui de céphalalgie, mais, il y a huit jours, le malade a éprouvé un accès de migraine, accompagné de vomissements : c'est le seul depuis l'invasion de l'hémiplégie. Le pouls est plutôt lent qu'accéléré (64 pulsations par minute) ; la peau est de couleur naturelle ; le cœur n'offre ni impulsion, ni bruit anormal ; les voies digestives sont en bon état ; la langue, qui n'offre pas de déviation notable, est large et humide ; appétit conservé, ventre indolent ; constipation habituelle ; pas de trouble de l'appareil respiratoire ; l'auscultation et la percussion du thorax ne fournissent que des signes négatifs. (Huile de ricin, 1 once ; bouillon aux herbes. Deux évacuations abondantes.

Le 16. Céphalalgie sus-orbitaire, face très-rouge ; pouls à 96. — Même purgatif.

Le 21 et le 28, la même médication est employée. Le 29, amélioration sensible ; le malade peut exercer quelques mouvements avec le membre inférieur gauche, ceux du membre supérieur sont beaucoup plus bornés. Nous l'engageons à se lever, à essayer de marcher. Il fait, en effet, quelques pas appuyé sur le bras de sa mère ; il traîne la jambe.

8 octobre. Il fléchit la jambe gauche sur la cuisse, mais il ne peut soulever le membre lorsqu'il est dans l'extension.

Le 10. Céphalalgie générale ; nausées sans vomissements ; pouls à 100. On supprime les aliments ; on ne permet que les bouillons : le lendemain, la céphalalgie a disparu.

Le 22. Le bras commence à exécuter quelques légers mouvements. On continue les purgatifs qui sont administrés tous les sept ou huit jours.

2 novembre. Le malade commence à marcher sans appui ; les jours suivants, il se lève et se promène de temps en temps dans la salle. On commence l'usage des douches sulfureuses. On continue la même médication jusqu'au 12 janvier 1834, jour de sa sortie. A cette époque, les mouvements du membre inférieur sont assez libres ; le malade peut courir. Quant à ceux du membre supérieur, ils sont un peu plus bornés ; les doigts restent toujours contractés, les mouvements sont lents ; le malade a de la peine à saisir un corps, mais il peut porter un bras sur la tête, et lui imprimer toutes sortes de mouvements.

L'auteur paraît ne mettre nullement en doute la réalité d'une hémorrhagie cérébrale, malgré l'absence d'examen nécroscopique. L'amélioration des symptômes paralytiques qui s'est déclarée six semaines après l'accident, dit-il, exclut l'idée d'un ramollissement. Soit. Mais, où nous ne pouvons accepter sans réserve l'opinion de l'auteur, c'est lorsqu'il nous dit que la brusquerie de l'attaque et l'absence d'antécédents tuberculeux, soit personnels, soit héréditaires, doivent éliminer l'hypothèse d'un tubercule cérébral. Une hémiplégie complète succédant instantanément à une attaque apoplectiforme, certes, ce n'est pas là une manifestation fréquente du tubercule encéphalique; le fait, pourtant, n'est point sans exemple (obs. 14). Mais il est un autre signe bien plus important en faveur du tubercule, ce sont ces migraines prodromiques siégeant constamment à droite, revenant fréquemment, s'accompagnant de vomissements, de vertiges, et de troubles de la vue. On conviendra que ces phénomènes cadrent bien mieux avec le développement d'un tubercule dans la masse cérébrale droite, qu'avec une hémorrhagie future qui ne doit avoir lieu que plus d'un an après. L'absence d'antécédents tuberculeux ou scrofuleux n'est point un argument péremptoire, car le tubercule cérébral peut fort bien être la première manifestation de la diathèse, quoique ce ne soit pas là la règle ordinaire.

L'amélioration graduelle des symptômes hémiplégiques peut fort bien s'expliquer par la disparition progressive d'une bouffée inflammatoire ou congestive à laquelle le tubercule aurait servi d'épine, et qui aurait elle-même été la cause de l'ictus apoplectique.

Les conclusions de Rilliet et Barthez n'ont pas été adoptées par tous les auteurs. M. Bouchut, en particulier, s'appuyant sur des observations de Guibert, Payen, Andral, Tonnelé, Burnet, etc., admet l'existence de l'hémiplégie au nombre des symptômes de l'hémorrhagie cérébrale des enfants. Dans ces cas, la paralysie reconnaîtrait pour causes, comme chez l'adulte, la destruction des éléments nerveux par le foyer hémorrhagique.

Parmi les *hémorrhagies méningées*, les auteurs modernes citent, comme la seule qui puisse donner lieu à l'hémiplégie chez les enfants, l'*hématome* de la dure-mère, ou *pachyméningite hémorrhagique*. L'hémorrhagie sus-arachnoïdienne primitive des nouveau-nés n'entraîne point de phénomènes paralytiques, non plus que l'hémorrhagie sous-arachnoïdienne des enfants plus âgés. Quant aux hémorrhagies qui ont lieu entre la face profonde des os du crâne et la dure-mère, elles reconnaissent pour cause les lésions traumatiques de la tête, principalement par l'action des manœuvres obstétricales ; c'est là le céphalæmatome interne, dont l'histoire, encore toute à faire, ne repose guère que sur un seul cas où l'on n'a noté que des phénomènes diffus, sans hémiplégie.

L'hématome de la dure-mère ou pachyméningite hémorrhagique comprend, dans l'immense majorité des cas, à la fois les épanchements sanguins que de tout temps on a regardés comme siégeant à la surface de l'arachnoïde viscérale, et ceux que primitivement l'on regardait comme situés entre le feuillet pariétal de la séreuse et la dure-mère. Ce feuillet pariétal, ainsi que l'ont établi les travaux des anatomistes modernes, est un simple revêtement épithélial de la dure-mère.

La période de l'enfance pendant laquelle on rencontre ces hémorrhagies méningées s'étend de la naissance à la quatrième année, mais elles sont surtout fréquentes pendant les vingt-quatre premiers mois. Elles se produisent surtout chez les enfants scrofuleux, rachitiques, élevés au biberon. Elles se sont souvent montrées pendant le cours d'une dentition difficile.

Les lésions de la pachyméningite hémorrhagique présentent deux périodes : 1° formation de la néomembrane organisable ; 2° hémorrhagie dans l'épaisseur de la néomembrane organisée. Les néomembranes sont extrêmement ténues ; elles siégent principalement à la voûte ; elles sont plus ou moins riches en vaisseaux de nouvelle formation, très-fragiles, et c'est de ces vaisseaux que provient l'hémorrhagie qui constitue la seconde période.

Celle-ci a lieu en une seule fois ou par ruptures successives ; il se forme ainsi un kyste sanguin adhérent d'une part à la dure-mère et de l'autre en contiguïté avec l'arachnoïde. C'est cette paroi profonde du kyste qui a été prise par les anciens observateurs pour le feuillet pariétal de l'arachnoïde détaché de la dure-mère par le sang. Ces kystes occupent la convexité du cerveau ; à leur niveau on observe l'atrophie et le ramollissement du tissu nerveux.

Voici quelle est, en général, la marche de la maladie. Après une période prodromique assez obscure, et caractérisée principalement par des phénomènes d'excitation cérébrale, surviennent une attaque apoplectiforme brusque ou bien des phénomènes progressifs de dépression qui aboutissent à l'hémiplégie. Celle-ci est très-rarement accompagnée de contractures, de convulsions, de tremblement, et lorsque ces signes existent, on peut en conclure à l'existence d'une complication.

Le pronostic est très-grave.

Obs. III. — Hémiplégie gauche; apoplexie arachnoïdienne droite.
(Rilliet et Barthez.)

Une jeune fille âgée de 12 ans, mal portante depuis près d'une année, entre une première fois à l'hôpital pour une affection mal caractérisée. Examinée avec grand soin, elle ne nous présente d'autres symptômes morbides qu'une diminution dans l'intensité du bruit respiratoire en arrière et à droite.

Les autres fonctions n'offraient aucun dérangement. Pendant les cinq jours qu'elle resta à l'hôpital, il ne survint pas d'autre symptôme. De retour chez ses parents, elle resta dans le même état pendant plusieurs jours.

Le 1er novembre, onze jours après sa première entrée, elle était assise auprès d'un poêle, occupée à se laver les mains, lorsque subitement elle perdit connaissance, et, lorsqu'on la releva, on put s'assurer que le côté gauche était complètement paralysé. La nuit suivante elle eut des selles involontaires. Nous la vîmes trois jours après le début de l'accident, et nous constatâmes une paralysie du mouvement et du sentiment des plus caractérisées dans tout le côté gauche.

La perte de connaissance avait été courte, et l'intelligence était de nouveau parfaitement nette. L'enfant rendait compte de son accident avec une précision remarquable. Elle avait, toutefois, une grande tendance à pleurer pour la moindre cause; elle bredouillait un peu en parlant. L'appareil fébrile était nul. Au bout de peu de jours (le douzième), il parut déjà une amélioration marquée dans les mouvements de l'extrémité inférieure gauche; elle persista et s'étendit progressivement à l'extrémité supérieure. Le vingt-deuxième jour, nous observâmes quelques mouvements choréiques du côté droit. Le trente-deuxième ils avaient diminué, et le quarantième ils n'existaient plus. Ce jour-là même la jeune malade commença à exercer quelques mouvements avec le bras. Le soixantième elle levait l'avant-bras, et le fléchissait sur le bras, mais avec difficulté; elle exécutait aussi des mouvements de l'articulation de l'épaule.

A mesure cependant que l'état local faisait des progrès vers la guérison, l'état général empirait : l'enfant pâlissait, maigrissait, perdait ses forces et son appétit, et avait un abondant dévoiement. Cette détérioration générale se prononça encore davantage les six dernières semaines, et l'enfant finit par succomber trois mois et demi après le début de l'hémiplégie qui, comme nous l'avons dit, avait considérablement diminué sans avoir cependant entièrement disparu.

A l'autopsie, nous trouvâmes l'encéphale dant l'état suivant:

1° La grande cavité de l'arachnoïde du côté droit contenait un peu de liquide séreux trouble. De ce même côté nous trouvâmes un petit caillot ou membrane mince, transparente, jaune en partie, rouge par places, lisse et polie, occupant la partie supérieure et antérieure de l'hémisphère, dans une étendue de 4 à 5 millimètres carrés. L'arachnoïde était lisse, opaline par places. On trouva quelques glandes de

Pacchioni le long de la grande scissure. La pie-mère et les veines cérébrales n'étaient pas injectées; elle s'enlevait avec facilité. Le sinus longitudinal supérieur contenait des caillots noirs et mous.

2° La consistance générale du cerveau était bonne, un peu diminuée en arrière et en dehors du corps strié droit dans une très-petite étendue, sans aucune coloration spéciale. Le corps strié se détachait plus facilement du lobe par la déchirure que celui du côté opposé. Le cerveau était généralement pâle; seulement, dans l'intérieur d'une anfractuosité en arrière et à droite, la pie-mère avait une teinte d'un jaune orangé. Mais la substance cérébrale n'offrait pas trace de foyer, de cicatrices, ou d'autre lésion appréciable. Les ventricules contenaient une cuillerée de sérosité transparente.

Après avoir rapporté cette observation, l'auteur la fait suivre des réflexions que voici, en abrégé : Un épanchement sanguin se sera brusquement effectué dans la grande cavité de l'arachnoïde. La nature sanguine de cet épanchement nous est démontrée et par l'examen des produits, et par la coloration jaune de la pie-mère avoisinante.

La nature du caillot indique que son origine n'est point récente, et qu'il a subi plusieurs transformations pour en arriver à l'état sous lequel il se montre à nous. Enfin, cette apoplexie méningée est bien la cause de l'hémiplégie qui a existé pendant la vie, car l'examen le plus attentif de la pulpe cérébrale n'a fait découvrir aucune lésion capable d'expliquer ce trouble fonctionnel.

CHAPITRE III.

INFLAMMATIONS ENCÉPHALIQUES.

L'*encéphalite* doit être distinguée en aiguë et en chronique, mais, à ne considérer même que la première de ces deux formes, l'inflammation cérébrale peut être primitive ou secondaire. L'encéphalite primitive, extrêmement rare à tous les âges, est indiquée par les auteurs comme se développant surtout entre la puberté et quarante-cinq ans. Je me bornerai donc à la mentionner.

Quant à l'encéphalite secondaire, il est assez fréquent de la rencontrer chez les enfants. En effet elle est produite par lésions de voisinage, par les inflammations de l'oreille si fréquentes chez les enfants scrofuleux, par les lésions de l'orbite ou des fosses nasales, par les tumeurs des méninges et du cerveau, par les altérations pathologiques du crâne, et enfin par le traumatisme crânien. Or, les enfants sont fort exposés à ce dernier, vu la moindre résistance chez eux de cette boîte osseuse, et je citerai en particulier l'encéphalite produite chez le nouveau-né par les manœuvres obstétricales. De plus, on peut voir survenir une encéphalite secondaire dans le cours des exanthèmes aigus, du rhumatisme et de la syphilis, indépendamment même de l'irritation produite par une tumeur gommeuse.

Un mot sur les lésions anatomo-pathologiques.

Le foyer inflammatoire est en général unique ; il siége le plus souvent dans les couches optiques, les corps striés, la couche grise corticale de l'encéphale. On peut, dans la première période, la confondre avec le ramollissement nécrobiotique, mais un peu plus tard, lorsque la suppuration est établie, le doute n'est plus possible. Cette suppuration peut se présenter sous trois formes, infiltration purulente, collection centrale avec infiltration au pourtour, enfin abcès enkystés. Les diverses formes anatomo-pathologiques de l'encéphalite ont été parfaitement étudiées par Hayem dans une thèse (Paris, 1868), qu'on pourra fructueusement consulter.

Les phénomènes hémiplégiques produits par l'encéphalite suppurative ne surviennent point d'emblée, mais sont précédés, pendant un temps variable, par des symptômes à marche fort irrégulière, dus à la flexion irritative du début. Lors même que la paralysie paraît être le symptôme initial, on est fondé à admettre que le travail morbide en est à sa seconde période, et que la période irritative s'est passée sans bruit.

Ces phénomènes prodromiques sont de la céphalalgie, des vertiges, des bourdonnements d'oreille, des troubles de la vue, des contractures, des fourmillements et des secousses partielles dans les membres, quelquefois des attaques épileptiformes. La parole est souvent embarrassée ; l'intelligence peut rester normale, mais fréquemment elle traduit par des troubles variés l'état de l'encéphale. C'est tantôt une exaltation délirante précoce, tantôt l'amnésie partielle et l'aphasie. Enfin de véritables attaques apoplectiques ont été observées.

Lorsque la suppuration vient à détruire et à désorganiser une portion non tolérante de l'encéphale, on voit apparaître la paralysie, qui est très-ordinairement de forme hémiplégique. Sa caractéristique essentielle dans l'inflammation du cerveau, c'est de coïncider fréquemment avec de la contracture, avec laquelle elle peut même alterner. L'état de la sensibilité est variable. Elle est parfois abolie ; dans d'autres cas l'anesthésie ne vient qu'après une hyperesthésie plus ou moins vive. Si l'on a soin de distinguer la sensation et la perception, on verra assez fréquemment que le trouble porte sur la sensibilité consciente, c'est-à-dire que l'impression est sentie, mais que la perception fait défaut (Jaccoud).

Un autre fait important qui se rattache à l'akinésie, au même titre qu'aux autres symptômes de l'encéphalite, c'est que ces derniers ne se montrent pas toujours pendant l'évolution de la plaie ou de l'otite; ils peuvent être différés jusqu'après la guérison et en être séparés même par un intervalle de plusieurs semaines, pendant lequel le malade paraît rendu à une santé parfaite. On comprend qu'en face d'une hémiplégie tardive, survenue dans ces conditions, on sera exposé à des erreurs de diagnostic, si l'on ne prend pas de renseignements précis sur les antécédents du malade.

Arrivons maintenant à l'encéphalite chronique.

Elle est caractérisée par deux actes successifs : la prolifération du tissu conjonctif, et l'atrophie des éléments propres du cerveau par cette pullulation anormale. Quant au premier point, il y a deux théories en présence : celle de l'école de Virchow, qui veut qu'il y ait là une simple hyperplasie de l'élément conjonctif normal du cerveau ou névroglie, et celle de Robin, Henle et Meckel, qui refuse à la névroglie le caractère conjonctif, et soutient que la sclérose cérébrale est une néoplasie hétérotopique. Quoi qu'il en soit, la maladie, sans être aussi fréquente dans le jeune âge que l'ont assuré certains auteurs, s'y rencontre assez communément. L'altération sclérotique se présente sous forme de noyaux isolés de couleur blanc grisâtre, dont la consistance plus ou moins ferme tranche nettement avec la consistance des portions normales avoisinantes. Ces noyaux siégent plus souvent dans la substance blanche que dans la substance grise. La sclérose a toujours pour résultat l'atrophie des éléments nerveux dans le point qu'elle occupe, mais l'atrophie cérébrale ne reconnaît point toujours pour cause la sclérose.

L'atrophie cérébrale a fait l'objet d'un travail fort intéressant de M. Cotard (Thèse de Paris, 1868), et voici quelques-unes des conclusions de l'auteur :

L'atrophie cérébrale n'est point, à proprement parler, une espèce morbide distincte, c'est le terme auquel aboutissent, après un temps plus ou moins long, diverses maladies cérébrales.

Dans presque tous les cas d'atrophie cérébrale, il est facile de trouver des traces anciennes soit de ramollissement, soit d'hémorrhagie cérébrale ou méningée, soit d'encéphalite primitive. Dans quelques cas l'atrophie paraît se produire par sclérose lobaire primitive.

Quand la maladie remonte à la vie fœtale, on constate quelquefois, dès la naissance, une hémiplégie bien caractérisée, et dans quelques cas accompagnée de déformation du pied ou de la main.

Les symptômes chez l'enfant sont ceux des diverses maladies cérébrales qui aboutissent à l'atrophie.

L'hémiplégie faciale est commune, mais habituellement peu prononcée. Dans quelques cas on a noté, plutôt qu'une déviation des traits, une atrophie d'un côté de la face qui paraît alors asymétrique (obs. 12).

Très-rarement l'hémiplégie est flasque et sans contractures. Presque constamment elle est accompagnée de contractures des membres et d'une attitude spéciale qui fait reconnaître facilement les malades atteints d'atrophie cérébrale (Cotard).

Quant à la sclérose en noyaux, il est rare que la paralysie produite par elle soit franchement hémiplégique. Elle est bien plus souvent disséminée sur des groupes de muscles isolés, s'accompagne fréquemment de paralysie des sphincters, et coïncide presque toujours avec des tremblements et la perte du sens musculaire. Les mouvements réflexes et la contractilité électrique sont conservés, et la nutrition des muscles reste longtemps intacte.

Obs. IV.—Hémiplégie gauche; atrophie cérébrale. (Thèse de Cotard, 1868.)

D... (Marie-Julie), entrée le 18 juillet 1862 à l'hôpital Lariboisière, où elle est morte d'une fièvre typhoïde à l'âge de 21 ans.

Début.— A l'âge de 10 ans cette fille fut prise de convulsions qui mirent sa vie en danger, et furent suivies d'hémiplégie gauche.

Son intelligence est fort peu développée, ses yeux, microphthalmiques, sont agités par un nystagmus continuel, et la malade prétend ne rien voir; on peut cependant lui faire reconnaître quelques objets. L'examen ophthalmoscopique montre, dans chaque œil, une tache blanchâtre parsemée d'amas pigmentaires, qui occupe presque toute la moitié inférieure du fond de l'œil. La papille paraît d'ailleurs saine, et la sortie des gros vaisseaux, normale. Cette tache blanche, dans laquelle on peut aisément poursuivre les vaisseaux rétiniens, ne paraît pas s'être produite par une exsudation, mais plutôt par une décoloration de la choroïde, consécutive à la résorption du pigment, et reconnaissant pour cause une inflammation ancienne remontant probablement à l'époque des convulsions.

Membre supérieur gauche atrophié; avant-bras en pronation fléchi à angle droit sur le bras; main fortement fléchie; les premières phalanges des doigs sont étendues; les deuxièmes demi-fléchies. Le genou est légèrement fléchi; le pied fortement étendu (pied bot équin). La malade marche sur la pointe du pied.

La mamelle gauche paraît plus petite que la droite. La malade se tient inclinée sur le côté gauche.

Autopsie.—*Crâne.*— Pas de déformation notable.

Cerveau.—Pas de traces de lésions récentes ou anciennes à la surface des hémisphères; les circonvolutions sont aussi bien dessinées d'un côté que de l'autre. L'hémisphère droit est notablement plus petit que le gauche. Tous ses diamètres ont subi une diminution qui varie entre 1[2 et 2 centimètres. Dans l'épaisseur du corps strié on trouve un kyste à parois lisses et présentant des tractus celluleux dans son intérieur. Ventricule droit très-dilaté. Tubercules mamillaires égaux.

Cervelet.—Hémisphère gauche atrophié.

Isthme.—Le pédoncule cérébral droit est atrophié; la protubérance et la moelle allongée ne présentent rien d'appréciable.

Nerfs.—Les nerfs optiques sont très-atrophiés, ils ne paraissent pas plus gros que les nerfs moteurs oculaires communs. Le droit paraît plus petit que le gauche. A l'examen microscopique on a vu dans ces nerfs une grande quantité de tissu conjonctif; les fibres nerveuses avaient en grande partie disparu ; la rétine est atrophiée.

Obs. V. — (Thèse de Cotard.)

L..., 9 ans. Hémiplégie droite avec raideur et atrophie, diminution d'intelligence, conservation ou retour partiel de la parole. Morte de pneumonie.

Crâne.—Bien conformé.

Cerveau.—A la surface de l'hémisphère gauche, circonvolutions aplaties supérieurement et en arrière ; sentiment de fluctuation à travers la substance cérébrale amincie.

Ventricule latéral du même côté, très-dilaté, surtout en arrière, aux dépens de la cavité ancyroïde qui est de capacité à recevoir un gros œuf de poule. Les parois externe et supérieure du ventricule sont très-minces. La substance grise des circonvolutions correspondantes est réduite à une lame très-dure, presque cartilagineuse et décolorée; la substance blanche sous-jacente est transformée en une espèce de tissu cellulaire à mailles distendues par une sérosité limpide; sur les parois de ces cellules qui donnent à la substance médullaire l'aspect de lames appliquées les unes contre les autres, on voit une foule de petits trous capillaires. Cette transformation envahit presque toute la substance blanche de l'hémisphère gauche.

Obs. VI. — (Thèse de Cotard.)

D..., mort à 21 ans, à Charenton.

Hémiplégie droite datant de la première enfance, accompagnée d'affaiblissement de l'intelligence et d'accès d'épilepsie, qui étaient précédés ou suivis de délire maniaque. Les accès deviennent de plus en plus fréquents, et le malade tombe dans un état complet d'idiotisme.

Autopsie. — Hémisphère gauche beaucoup plus petit que le droit; l'arachnoïde qui le recouvre est épaisse et d'un blanc opaque; à la partie postérieure de la face supérieure de cet hémisphère, il trouve une dépression considérable. L'arachnoïde, enlevée en ce point, laisse voir la substance du cerveau convertie en une sorte de tissu cellulaire infiltré de sérosité. Ce mode d'altération s'étend en épaisseur jusqu'au ventricule dont la paroi supérieure a, en cet endroit, trois lignes environ.

Obs. VII (personnelle). — Hémiplégie droite avec tremblement (atrophie cérébrale?).

R. Vadila, 9 ans (service de M. Roger).

Claudication très-prononcée.

L'œil gauche est constamment en strabisme externe; jamais la pupille n'est dirigée directement en avant, mais toujours dans l'abduction. Le mouvement d'adduction, incomplet, se fait par saccades.

Faible degré d'hémiplégie faciale droite visible seulement dans les mouvements très-faibles; pas de paralysie du releveur ni de l'orbiculaire palpébral.

Les mouvements de l'œil droit sont conservés.

Il y a un peu de projection du globe oculaire gauche.

Pupille gauche moyennement dilatée, presque immobile sous l'influence de la lumière, un peu inégale.

Pupille droite braucoup plus étroite que la gauche, mobile; elle peut se rétrécir un peu, mais ne se dilate jamais beaucoup. La vue est conservée des deux côtés.

Atrophie considérable du côté droit du corps.

Tremblement presque continuel des membres supérieur et inférieur droits; pas de tremblement des muscles de la face. Le tremblement n'est pas régulièrement rhythmique, et les oscillations sont loin d'avoir la même étendue.

Intervalles de repos complet, mais retour du mouvement sous l'influence d'excitations motrices, d'émotions. Les oscillations ne sont pas régulièrement croissantes, et un mouvement de translation du bras se fait assez bien, mais les petits mouvements des doigts appliqués s'accompagnent d'un grand tremblement.

Il n'y a pas de rigidité des membres.

La *méningite simple* offre dans sa deuxième période, ou période de dépression, des phénomènes paralytiques consistant quelquefois en une hémiplégie bien caractérisée, mais on sait combien est rare la méningite simple chez l'enfant en dehors des cas de méningo-encéphalite traumatique. Pourtant West, Bedmar, Hasse, Louis Smith l'ont observée chez des enfants âgés de six mois à un an, et on en a d'autres exemples à l'époque de la dentition : il faut donc jusqu'à un certain point en tenir compte.

Mais, en revanche, rien n'est malheureusement plus fréquent que la méningite tuberculeuse chez les enfants, et dans la méningite tuberculeuse on observe souvent la paralysie en question. La production de la paralysie circonscrite, et en particulier de l'hémiplégie dans cette maladie, a été traitée *in extenso* dans la thèse de Rendu (1873), à laquelle j'emprunte les quelques détails qui vont suivre. Disons de suite que l'akinésie de la méningite tuberculeuse, arrivant le plus souvent à la période ultime de cette funeste maladie, s'efface pour ainsi dire au milieu de tous ces symptômes formidables qui annoncent une fin prochaine, et n'offre point un bien grand intérêt pratique.

L'hémiplégie est la forme caractéristique de la paralysie liée à la méningite tuberculeuse. Celle qui frappe à la fois les membres et les muscles de la face est rare, et l'auteur ne peut en citer que trois exemples. La forme la plus commune est celle qui porte à la fois sur le membre supérieur et le membre inférieur d'un côté du corps sans intéresser la face; quant à l'hémiplégie uniquement faciale, elle est exceptionnelle.

Elle présente deux formes bien distinctes : la première consiste dans ces hémiplégies passagères qui sont la suite immédiate de convulsions violentes et généralisées, et qu'on peut considérer comme produites par l'affaissement nerveux qui succède à ces énergiques excitations; ces paralysies disparaissent en quelques heures. La seconde forme comprend des paralysies qui, une fois établies, persistent jusqu'à la mort. Ces hémiplégies plus durables que les autres peuvent débuter de trois manières différentes que l'auteur nous décrit ainsi qu'il suit : 1° Un début apoplectiforme qu'il considère comme très-douteux; 2° un début rapide, plus commun; 3° un début lent, progressif, qui est le plus habituel.

Trois fois sur quatre la paralysie survient pendant la période comateuse, soit rapidement, soit progressivement, sans troubles antécédents de la motilité; son invasion est accompagnée ou non d'accidents convulsifs, mais il importe de ne pas mettre sur le compte de la méningite tuberculeuse une hémiplégie qu'on constaterait pendant la durée de celle-ci, mais qui serait due à un tubercule de la substance nerveuse encéphalique, ayant précédé de longtemps le début de la phlogose, ainsi que j'en rapporte plus loin un exemple (obs. 13).

L'hémiplégie de la méningite tuberculeuse siége le plus souvent à gauche; la contractilité électrique est conservée ainsi que la sensibilité réflexe, mais on voit cette dernière s'affaiblir progressivement. La sensibilité générale est très-rarement conservée intacte, mais bien souvent son état ne correspond nullement à celui du mouvement. Souvent l'anesthésie est complète; l'hyperesthésie est très-rare, et, quand elle existe, elle est de peu de durée et très-fugitive.

Quel est le mécanisme de la production de l'hémiplégie dans cette maladie? On ne peut point la mettre directement sur le compte de la granulation tuberculeuse, et l'hydrocéphalie aiguë qui l'accompagne entre seulement à titre accessoire dans son développement, d'autant mieux que l'épanchement est toujours bilatéral. Il est certain qu'on a rencontré, dans la plupart des autopsies, des exsudats fibrineux plus ou moins abondants, prédominant du côté opposé à l'hémiplégie, lesquels n'engendrent point la paralysie par compression, mais en provoquant des lésions secondaires dans les centres nerveux encéphaliques.

Ces lésions secondaires sont de deux sortes : foyers de ramollissement, et îlots d'hémorrhagie capillaire.

On sait que la gaîne lymphatique des vaisseaux artériels est le théâtre de l'apparition des granulations miliaires; le développement de celles-ci est sans grande conséquence sur la perméabilité des artères d'un calibre un peu considérable, mais elles peuvent étouffer en quelque sorte, étreindre une artère plus petite, et l'obturer complètement ; d'autre part, les exsudats fibrineux abondants qui ne manquent guère dans la méningite tuberculeuse, peuvent agir par compression sur des vaisseaux artériels même volumineux ; de là, thrombose et foyers nécrobiotiques.

Indépendamment de ce ramollissement par anémie partielle, il paraît établi par les recherches d'Hayem, que l'on peut aussi avoir affaire à de véritables foyers de ramollissement inflammatoire.

Quoi qu'il en soit, c'est le corps strié qui est le plus souvent atteint. Le ramollissement de la circonvolution marginale de la scissure de Sylvius, qui affecte des rapports importants avec le pédoncule cérébral au moment où celui-ci entre dans la couche optique, a été mentionné plusieurs fois (Hahn, Troisier, Hervey). On observe encore des ramollissements de voisinage qui intéressent soit l'hémisphère directement, soit le lobule de l'insula (cette dernière circonstance est plus rare).

Enfin on rencontre assez fréquemment des îlots d'hémorrhagie capillaire, ou même, mais bien plus rarement, des foyers hémorrhagiques véritables. Chez un enfant, où l'hémiplégie avait existé du côté gauche, M. Ferrand a trouvé un foyer hémorrhagique étendu, qui occupait les deux tubercules quadrijumeaux postérieurs, une partie du tubercule antérieur gauche et tout le droit, ainsi que le pédoncule cérébral jusqu'à la couche optique correspondante.

Obs. VIII.—Méningite tuberculeuse; hémiplégie gauche. (Thèse de Rendu, 1873.)

Une enfant de 2 ans, Elise Adelhem, est amenée par son père le 1er février. Elle est souffrante depuis une huitaine, et son état s'est aggravé depuis trois jours.

A son entrée, les symptômes thoraciques paraissent prédominer : il y a de la dyspnée, de la fièvre, une toux quinteuse. L'auscultation révèle des râles fins dans toute l'étendue de la poitrine, et sur quelques points une respiration soufflante. On diagnostique une broncho-pneumonie double. Le lendemain les allures de la malade sont très-différentes. Elle est abattue, somnolente, ses yeux ont perdu toute expression et sont animés de mouvements de rotation alternatifs. Il y a un peu de raideur de la nuque : en soulevant alternativement les membres droits et gauches, on s'aperçoit que ces derniers retombent inertes, et sont insensibles même aux excitations réflexes. On n'a pas remarqué que l'enfant ait eu des convulsions.

La mort survient le soir même; dans les dernières heures il s'est produit de petites secousses convulsives.

A l'autopsie, on trouve les lésions d'une méningite tuberculeuse type avec exsudats gélatiniformes, confluents sur la base de l'encéphale. D'innombrables granulations remplissent les scissures de Sylvius. Le cerveau est ramolli, les ventricules distendus par une quantité considérable de sérosité. Le corps calleux et les parois ventriculaires sont différents; la moelle est saine: il existe des tubercules miliaires dans tous les autres viscères.

D'autres fois, on ne trouve à l'autopsie rien qui rende positivement compte de l'hémiplégie.

Obs. IX. — Tuberculisation générale; méningite avec paralysie ultime incomplète; autopsie négative. (Thèse de Rendu.)

Augustine Sichel, âgée de 7 ans, déjà venue en janvier pour une grippe suspecte, rentre au mois d'avril à l'hôpital des Enfants. Elle se présente avec les symptômes d'une affection aiguë de la poitrine, dyspnée, toux, râles disséminés, et respiration soufflante au sommet du poumon gauche. Les jours suivants l'état s'aggrave et la maladie prend tout à fait les allures d'une fièvre typhoïde.

20 avril. L'enfant devient somnolente et rêvasse en dormant, le lendemain on remarque une dilatation évidente de la pupille gauche, avec strabisme interne du même côté : le délire est plus accusé que la veille, la connaissance se perd complètement. Mais ce qui frappe le plus, c'est le changement qui s'est prononcé du côté des mouvements. Tandis que le bras droit est encore agité, le bras gauche est au contraire frappé d'inertie ; il est insensible quand on le pince, et retombe quand on le soulève. Cependant une excitation un peu vive éveille des contractions passagères qui se traduisent par la roideur inconsciente du membre. Mêmes phénomènes vers les extrémités inférieures : le côté gauche est également paralysé. Quelques heures plus tard l'enfant est agonisante. Les phénomènes d'inertie persistent, mais les pupilles ne sont pas inégales comme le matin ; elles ne sont pas même dilatées d'une façon sensible. La mort survient à neuf heures du soir.

A l'autopsie, on découvre les lésions suivantes. Sur la convexité de l'encéphale, à peine quelques granulations éparses. A la base, au contraire, des groupes de tubercules confluents ou d'exsudats fibrineux épars sur la face inférieure des lobes frontaux, surtout du côté gauche, englobent complètement les nerfs olfactifs. Tout l'espace perforé antérieur, le chiasma, l'intervalle des pédoncules, est couvert d'une épaisse nappe d'exsudats gélatineux verdâtres. En revanche, il existe fort peu de désordres dans les scissures de Sylvius. Il est facile de voir, en les déplissant, que les exsudats n'y pénètrent pas, et même les granulations y sont assez rares. Il y en avait plutôt davantage du côté gauche que du côté droit.

Partout ailleurs il n'existe que peu de lésions méningées. Le cerveau présente dans toute son étendue moins de consistance qu'à l'ordinaire : au niveau du lobe frontal gauche on voit un foyer de ramollissement assez étendu, avec quelques points d'apoplexie capillaire. Les corps striés, examinés de chaque côté, n'offrent aucune lésion appréciable à l'œil nu, et le microscope n'y montre pas plus d'altération d'un côté que de l'autre.

Obs. X. — Tuberculose aiguë généralisée ; méningite tuberculeuse ; hémiplégie droite ; autopsie négative. (Personnelle.)

T. Marguerite, 5 ans et demi, salle Sainte-Geneviève, n° 7, service de M. Roger.

Cette enfant, un peu faible, pâle, se portait assez bien jusqu'au milieu de juin. A cette époque, elle commença à tousser un peu et à maigrir. Elle avait par moment un peu de diarrhée.

2 juillet. Depuis quatre jours l'état général est plus mauvais; il y a du délire la nuit, de l'affaissement, de la fièvre. Lors de l'entrée la température du soir est 39°,6; le pouls est à 120; l'examen de la poitrine y fait entendre des râles sibilants et muqueux, sans souffle ni submatité. Le ventre est plat, peu douloureux. Il n'y a point de diarrhée ni de gargouillement. La rate, le cœur ne présentent rien. Le foie est également parfaitement sain; il y a de l'albumine dans les urines, il y a de l'abattement, de la céphalalgie, un peu de strabisme convergent.

Le 3, au matin, le pouls est à 120, la température à 38°,6. On entend toujours des râles de bronchite dans la poitrine; on hésite entre une fièvre typhoïde et une tuberculose aiguë. Le soir du même jour, le pouls est à 115, la température à 39°,2.

Le 4, nous trouvons un peu de submatité au sommet droit en arrière, au niveau de l'épine de l'omoplate, un peu plus de râles en ce point, et un peu de souffle à l'expiration. (?)

Matin : température 38°,2. Soir : T. 37°,4.

Le 5. Il y a eu du délire la nuit et quelques convulsions. L'enfant a vomi, elle est très-abattue, de mauvaise humeur. La toux est fréquente, non spasmodique. Le pouls est un peu irrégulier, la température est de 37°,4.

Le soir du même jour la peau est chaude, la toux fréquente, le souffle pulmonaire a augmenté, la température est de 39°,2.

Le 6, râles plus nombreux à gauche ; température du matin, 38° ; du soir, 38°,6.

Le 8, état très-somnolent. Constipation. Pouls à 72, irrégulier. Le strabisme semble avoir augmenté. Indifférence, air souffreteux, un peu de roideur du cou.

Le 9. Cris hydrencéphaliques la nuit. Prostration très-grande. Coma dont on tire l'enfant avec beaucoup de peine. Pouls rare et très-irrégulier. Il y a 68 pulsations le matin. Le soir la fièvre est assez forte, le pouls est à 100, la température à 39°, le coma de plus en plus accentué.

Le 10, pouls 125; température 39°,2 ; coma profond. Ni les excitations ni la parole ne tirent l'enfant de sa torpeur. Il y a une anesthésie cutanée assez prononcée : la déglutition se fait encore.

Quand on soulève le bras droit et la jambe droite, ces membres retombent inertes; les mouvements réflexes y sont presque nuls. Ils sont au contraire très-bien conservés du côté gauche. Tache méningitique très-large.

L'hémiplégie droite a disparu le soir même : le bras et la jambe remuent quand on les pince. Dans la journée l'enfant a parfaitement reconnu son père.

Le 11, température élevée. Pouls fréquent. Contracture un peu douloureuse du bras gauche. Plus d'hémiplégie. Roideur de la nuque et douleur vive quand on fait tourner la tête. La déglutition se fait assez bien. Il y a du souffle à gauche et en arrière de la poitrine, au niveau de l'épine de l'omoplate. Râles assez nombreux.

Le 13, roideur très-grande du cou. Indifférence complète. Les bras élevés ne retombent qu'au bout d'un temps assez long.

La mort survient le 14 juillet à 8 heures 1/4 du matin.

Autopsie vingt-six heures après la mort.

Cavité crânienne. Il y a une assez petite proportion de liquide céphalo-rachidien. Les méninges sont rouges, épaissies, opacifiées et blanchâtres dans l'intervalle des circonvolutions : on remarque des plaques fibrineuses en plusieurs points, surtout à la base. Des flocons fibrineux nagent dans le liquide céphalo-rachidien. Au niveau des lobes frontaux et de la convexité du cerveau s'aperçoivent des granulations tuberculeuses méningitiques. Elles sont très-abondantes au niveau des scissures de Sylvius. L'arachnoïde présente un piqueté tuberculeux au niveau du confluent moyen ; il y a quelques granulations sur la toile choroïdienne. La pulpe cérébrale est un peu foncée; les ventricules sont dilatés par de la sérosité. Il n'y a pas de ramollissement notable des parties centrales du cerveau. Il n'y a point de foyer limité de ramollissement ni d'hémorrhagie.

Les méninges rachidiennes présentent, surtout sur la face postérieure, des exsudats fibrineux abondants, mêlés de granulations. Au niveau des renflements cervical et lombaire, il y a de nombreuses granulations fines siégeant aux points d'émergence des nerfs. Semis tuberculeux sur l'arachnoïde viscéral. Pas de ramollissement de la moelle en aucun point.

Cavité thoracique. Poumons parsemés de granulations sur leur enveloppe pleurale. A la coupe, il y a une congestion notable du poumon non pneumonique à droite. Le poumon gauche est pneumonique dans tout le lobe inférieur, avec semis tuberculeux extrêmement abondant.

Foie. — Quelques granulations sur le lobe gauche. Rien au cœur. La rate est semée de nombreuses granulations.

Les reins fortement congestionnés présentent quelques granulations. Il y en a aussi sur le grand épiploon.

Dans les différentes maladies qui précèdent, nous avons quelquefois mentionné l'*hydrocéphalie* liée à l'exsudation des méninges comme cause accessoire dans la production de l'hémiplégie. Dans des cas extrêmement rares, l'hydrocéphalie rapide produit des symptômes circonscrits ; ainsi, dans un fait de Bamberger, un œdème cérébral partiel a déterminé une hémiplégie complète. Une plus récente observation de Colberg démontre de nouveau l'influence d'un œdème cérébral partiel sur la production de l'hémiplégie (Jaccoud).

Quant à l'hydrocéphalie congénitale et chronique, elle entraîne toujours des troubles de la motilité, mais ce sont bien plutôt des contractures, des convulsions, une parésie générale qui surviennent, qu'une véritable hémiplégie. Le fait a pourtant été noté : je ne le rapporte qu'à titre d'exception.

CHAPITRE IV

TUMEURS ENCÉPHALIQUES

Les tumeurs encéphaliques peuvent, chez l'enfant comme chez l'adulte, donner lieu à des hémiplégies continues ou transitoires, dont nous exposerons les caractères et le mécanisme en traitant du tubercule qui est, par excellence, la tumeur de l'enfance. Ces tumeurs sont de diverses natures, et nous allons en faire une énumération rapide, en signalant à propos de chacune d'elles les points qui nous intéressent.

Les *tumeurs vasculaires* sont les anévrysmes des artères encéphaliques et les tumeurs érectiles de la pie-mère et des plexus choroïdes. Celles-ci sont des raretés. Quant aux anévrysmes, ils s'observent principalement chez l'adulte et le vieillard, et sont très-rares chez l'enfant. Je ne connais aucune observation d'hémiplégie produite chez l'enfant par une semblable lésion.

Les *tumeurs parasitaires* sont de deux espèces : le *cysticercus cellulosæ*, qu'on observe le plus communément, et l'échinocoque (*echinococcus hominis*), qui est exceptionnel. Ces productions ne sont pas fréquentes. M. Bouchut a observé une hémichorée droite avec analgésie complète du côté gauche, par suite d'un kyste contenant deux cysticerques, et siégeant à la partie postérieure de l'hémisphère droit, près de sa surface.

Viennent ensuite les tumeurs diathésiques, cancer, syphilome, tubercule.

Le *cancer* se présente sous forme encéphaloïde, de beaucoup la plus commune, puis moins fréquemment sous forme colloïde ou squirrheuse. Le cancer mélanique est une exception. Quoi qu'il en soit, il a pour points de départ les os, les méninges, la cavité orbitaire ou le cerveau. Il peut atteindre le volume du poing, et siége, par ordre de fréquence, dans les hémisphères cérébraux, le cervelet, l'appareil opto-strié et la protubérance. Il a été observé à toutes les périodes de la vie : l'âge adulte et la vieillesse fournissent le plus riche contingent, mais l'enfant n'en est point exempt, comme le prouve cette observation de Rilliet et Barthez, où il est question d'un enfant de six ans, chez lequel un cancer encéphaloïde du quatrième ventricule avait, entre autres symptômes, déterminé une hémiplégie incomplète du côté gauche.

Obs. XI. — (Rilliet et Barthez. Maladies des enfants.)

Un jeune garçon est pris, à l'âge de 6 ans, de symptômes cérébraux aigus sur lesquels ses parents ne peuvent donner de renseignements détaillés. Ces accidents se calment, puis reparaissent au bout de trois mois, précédés d'étourdissements, et suivis de vomissements qui se répètent presque tous les jours, et augmentent surtout de fréquence quinze mois après le début des premiers symptômes. Depuis cette époque on constate de la céphalalgie, de la somnolence, un affaiblissement notable de l'intelligence qui, jusqu'alors, avait été conservée, des vertiges continuels. L'enfant chancelle comme s'il était ivre, et ne peut plus s'habiller seul.

A l'hôpital, je note que la marche est difficile, qu'il y a un tremblement des membres inférieurs, que l'enfant serre avec moins de force de la main gauche que de la main droite, qu'en marchant il se penche fortement du côté gauche. La vue est conservée, l'enfant répond assez bien aux questions qu'on lui adresse, le pouls est à 64, irrégulier...

A l'autopsie, on constate une tumeur encéphaloïde développée dans l'intérieur du quatrième ventricule; elle comprime l'orifice postérieur de l'aqueduc de Sylvius, dont l'orifice antérieur était dilaté. Les ventricules latéraux contenaient 150 grammes de sérosité; la couleur de cette tumeur était d'un gris rosé, tout à fait semblable à la substance grise du cerveau, sa consistance molle comme celle de l'encéphale un peu ramolli. Coupée sur la ligne médiane dans toute l'étendue de son diamètre antéro-postérieur, on constata qu'elle était parcourue par un grand nombre de petits vaisseaux capillaires, et même, en quelques points, par des conduits vasculaires, dont le diamètre allait jusqu'à 1[2 millimètre.

Le *syphilome* encéphalique entraîne rarement l'hémiplégie (Lancereaux). Il siége dans les méninges seules, ou bien dans les membranes et dans la couche corticale; il est rare qu'il occupe exclusivement le tissu nerveux. Il n'est jamais enkysté, mais toujours diffus à la périphérie. Cette tumeur, qui a été, dans certains cas, confondue avec le tubercule, peut se rencontrer chez l'enfant : d'après deux cas de Howitz, elle appartiendrait à la syphilis héréditaire. Hasse, dans les Archives de médecine (1re série, XXIII, 436, 1860), rapporte l'observation d'une femme qui fut atteinte de chancre dans le cours de la première moitié de sa grossesse : le mari avait eu des chancres et une angine syphilitique. Cette femme eut trois accouchements d'enfants morts au huitième mois. A la quatrième grossesse, elle mit au monde un enfant hydrocéphale, *paralysé du côté gauche*, qui présentait des taches pourprées, disséminées sur la peau. L'auteur n'hésite pas à mettre sur le compte de la diathèse héréditaire l'hydrocéphalie et l'hémiplégie.

En dehors de la syphilis héréditaire, les cas de syphilis acquise ne manquent pas chez les enfants, et ce n'est point l'existence de la gomme cérébrale qui est douteuse chez eux. Mais je ne connais point de fait positif d'hémiplégie due chez eux au syphilome; je me borne à la signaler comme possible, en ajoutant qu'en pareil cas l'existence d'antécédents diathésiques pourra facilement mettre sur la voie du diagnostic.

Nous avons entendu plus d'une fois notre savant maître, M. le professeur Roger, dire à sa clinique que, en face d'un enfant hémiplégique, on devait, neuf fois sur dix, penser au *tubercule cérébral*. L'importance de cette donnée étiologique, unie à la valeur de l'autorité scientifique dont elle émane, justifie donc les quelques développements dans lesquels je crois devoir entrer à son égard, et qui, du reste, pourront fort bien s'appliquer, en tant que mécanisme symptomatologique, aux autres espèces de tumeurs sur lesquelles je viens de glisser rapidement; car c'est le développement et le siége de ces productions morbides de l'encéphale, et non leur nature, qui rendent compte des divers phénomènes qui en trahissent la présence aux yeux du clinicien.

Les tubercules de l'encéphale sont une manifestation assez rare de la diathèse tuberculeuse; ils sont beaucoup plus fréquents chez l'enfant, surtout après l'âge de 3 ans, que chez l'adulte; rarement primitifs, ils coïncident souvent avec la tuberculose d'autres viscères, principalement avec la phthisie pulmonaire et l'adénopathie bronchique. La coexistence des granulations miliaires des méninges a aussi souvent été notée (obs. 13) ; mais alors le tubercule cérébral était le plus souvent antérieur au développement de la phlogose néoplasique de la pie-mère, et rendait compte, bien mieux que celle-ci, des phénomènes d'hémiplégie durable.

Il se présente anatomiquement sous la forme de tumeurs arrondies, petites ou moyennes, allant quelquefois jusqu'à la grosseur d'un œuf de poule ; mais alors on a soutenu que l'on avait affaire à plusieurs de ces nodosités réunies entre elles. Le fait en lui-même importe peu. Leur couleur est d'un jaune verdâtre ; ils sont parfois infiltrés de sels calcaires. A leur périphérie, on trouve beaucoup de vaisseaux remplis de fibrine coagulée. En général, d'après Cornil, la partie centrale, jaune, opaque, dure et sèche, privée de vaisseaux, est plus dense que la partie périphérique. Ils ont peu de tendance au ramollissement : j'ai pourtant eu l'occasion de l'observer dans deux cas.

D'après Rindfleisch, on décrit sous le nom de tubercules cérébraux deux ordres bien distincts de produits : les uns sont de véritables tubercules, les autres des sarcomes ; mais cette séparation, purement anatomo-pathologique, ne doit pas nous arrêter plus longtemps. J'ai dit plus haut que, d'après certains auteurs, des tumeurs décrites comme tubercules n'étaient que des syphilomes. Enfin, dans les cas où ne coexistaient pas d'autres manifestations de la tuberculose viscérale, on a pu contester leur origine granuleuse, et proposé de les désigner sous le nom, qui ne préjuge rien, de *tumeurs caséeuses.*

Ils occupent de préférence les hémisphères et le cervelet, où on les rencontre indifféremment dans la substance grise ou la substance blanche, parfois à la limite des deux substances. Ils sont rares dans les couches optiques et dans les corps striés : on ne les voit qu'exceptionnellement dans le mésocéphale. Leur nombre varie de un à vingt, maximum qui n'est presque jamais dépassé.

Pour terminer ce rapide résumé anatomo-pathologique, il nous reste à dire un mot des lésions secondaires qu'on ne manque presque jamais de rencontrer autour de la tumeur. Ce sont des hyperémies, des hémorrhagies capillaires, des foyers circonscrits d'encéphalite terminée par ramollissement, ou bien par sclérose et atrophie : quelquefois même de véritables foyers de ramollissement nécrobiotique ont été déterminés par la compression exercée par la tumeur sur une artère, et la thrombose consécutive. (Voyez le chapitre consacré au ramollissement par ischémie.)

Que si, maintenant, nous passons à la symptomatologie de ces productions morbides, nous observons que, de même que pour les autres tumeurs encéphaliques, 1° l'existence de tubercules cérébraux, même volumineux, peut se révéler à l'autopsie, sans qu'aucun symptôme l'ait trahie durant la vie du sujet ; 2° dans d'autres cas, les symptômes observés se sont montrés seulement quelques jours avant la mort ; 3° d'autres fois, enfin, le malade a présenté d'emblée des phénomènes tellement significatifs, qu'un diagnostic certain a pu être établi ; toutes circonstances qui n'étonneront point, si l'on veut bien se rappeler ce que nous avons dit dans nos généralités.

Les signes akinésiques nous intéressent seuls ici ; mais il est indispensable de jeter un coup d'œil rapide sur les autres, afin de saisir leur enchaînement et les points par lesquels ils sont mutuellement subordonnés.

D'abord les phénomènes observés, loin de présenter ce caractère de continuité immuable que l'on pourrait leur accorder *a priori* en raison de la fixité du produit néoplasique, sont fort souvent intermittents. et ce n'est qu'après de nombreuses oscillations qu'ils deviennent continus, dans les cas où ils le deviennent. Ces oscillations symptomatiques sont le reflet des modifications anatomo-pathologiques passagères qui se succèdent autour du tubercule (congestion, fluxion hémorrhagique, œdème, etc.), et, en fait, les symptômes produits par la tumeur sont de trois origines : 1° symptômes d'excitation et d'irradiation ; 2° symptômes des lésions secondaires ; 3° symptômes de compression. Dans la majorité des cas, l'ordre de cette énumération est conforme à l'ordre chronologique.

En effet, le début de la maladie est presque toujours caractérisé par des symptômes diffus d'excitation encéphalique générale : céphalalgie très-violente, souvent continue, souvent localisée, des tintements d'oreille et des phantasmes lumineux, du vertige ; dans des cas rares, un véritable délire et des sensations subjectives bizarres.

On voit coïncider avec ces phénomènes des symptômes d'excitation mésocéphalique : le vomissement sans nausées, sans effort, sans troubles gastriques, et les convulsions épileptiformes, qui manquent rarement, et qui présentent à peu près les mêmes variétés que l'épilepsie dite essentielle.

Après ces manifestations de l'excitation générale, arrivons maintenant aux symptômes produits par les lésions secondaires et par la compression locale. Ici, nous rentrons en plein dans notre cadre, car les plus importants de ces *symptômes de foyer* sont précisément les paralysies partielles du mouvement.

Ici, comme ailleurs, le produit morbide entraîne l'akinésie hémiplégique par compression d'abord, par destruction ensuite, soit des cellules incitatrices, soit des fibres conductrices du mouvement. Il n'est pas difficile de prévoir que cette action, dans le dernier cas, sera d'autant plus assurée que le tubercule siégera à la base de l'encéphale, aux endroits où le passage des éléments nerveux est le plus resserré ; mais la paralysie peut être momentanément aggravée, elle peut survenir brusquement, elle peut, au contraire, s'amender et disparaître après diverses intermittences, à la suite de ces lésions secondaires dont j'ai parlé plus haut, et auxquelles le tubercule sert, pour ainsi dire, de prétexte. D'où deux sortes d'hémiplégies produites en pareil cas : hémiplégies le plus souvent transitoires, produites par les lésions secondaires ; hémiplégies persistantes, dues à la compression et à la désorganisation du cerveau par le néoplasme. Je me hâte d'ajouter que cette séparation n'a rien d'absolu, car, d'une part, des lésions secondaires graves, telles que le ramollissement, peuvent entraîner des hémiplégies persistantes, et, d'autre part, l'hémiplégie due à la compression peut, dans certains cas, s'amender et même disparaître par une véritable circulation nerveuse collatérale, analogue à la circulation collatérale qui remédie aux effets des obstructions artérielles.

Lorsque l'hémiplégie est persistante, elle est plus ou moins complète, plus ou moins variée dans ses formes, selon que la tumeur occupe tel ou tel point de l'encéphale, ainsi que je l'ai exposé dans mes généralités. Elle affecte en général un développement lent et progressif ; souvent la jambe est prise la première, puis vient le tour du bras, et ce n'est que peu à peu que la forme hémiplégique s'accentue définitivement. Elle peut présenter pendant quelque temps la forme paraplégique ; enfin elle est rarement aussi complète que celle produite par le ramollissement ou par l'hémorrhagie cérébrale des adultes. La face participe souvent à l'akinésie unilaterale, et alors on a affaire à une paralysie, soit directe, soit alterne, suivant la localisation du tubercule. L'hémiplégie faciale est, dans d'autres cas, remplacée par une paralysie partielle d'un ou de plusieurs nerfs crâniens.

Comme dans toutes les paralysies d'origine cérébrale, les mouvements réflexes et l'excitabilité galvanique sont conservés, au moins tant que des dégénérescences secondaires ne sont pas venues envahir la moelle. La sensibilité est souvent intacte ; dans les cas où elle est atteinte, son abolition est très-rarement complète, et est généralement précédée de fourmillements et d'engourdissements. A la face, la conservation des mouvements réflexes dépend du lieu où le nerf a été intéressé.

Obs. XII (personnelle). — **Hémiplégie droite avec contractures ; tubercule cérébelleux et atrophie cérébrale.**

P... (Georges), 4 ans, salle Saint-Louis, n° 32 (service de M. Roger).

Cet enfant, entré à l'hôpital dans le courant du mois d'août 1873, a une paralysie du côté droit depuis six mois. Il présente une asymétrie considérable des deux moitiés de la face.

Le côté droit du visage est atrophié, et cette atrophie s'accompagne d'une paralysie faciale droite très-incomplète.

Il y a aussi une paralysie incomplète des membres droits, moins marquée au membre inférieur.

Au membre supérieur voici ce qu'on remarque : contractures presque continuelles, flexion des doigts marquée surtout au pouce, demi-flexion du poignet, extension du coude. Pupilles égales, mobiles, moyennes, pas de paralysie oculo-motrice. Le sujet voit bien, entend bien, mais ne parle pas.

Dans la nuit du 28 au 29 août les contractures deviennent plus fortes et plus étendues ; en même temps l'enfant est pris de vomissements.

30 août. Vomissements dans la nuit ; la pupille droite est un peu plus étroite que la gauche.

6 septembre. Les vomissements se répètent, mais il n'y a point de constipation. Crises douloureuses avec contractures, cris, pleurs. — Le visage de l'enfant exprime une vive douleur.

Le 13. Cette nuit a été très-mauvaise. Les crises douloureuses, accompagnées de contractures, ont été très-fortes et se sont répétées plusieurs fois.

Le 24. Même état.

A cette époque, voici quel est l'état du membre supérieur droit :

Le coude est étendu; le poignet est fléchi à angle droit; les premières phalanges sont dans l'extension; tout l'avant-bras est en pronation forte.

Par moments les doigts prennent la forme de griffes par extension de la première phalange, et flexion des deux autres. Le pouce est fléchi et dans l'adduction. On peut ramener, sans provoquer de douleur, l'avant-bras à la supination modérée avec flexion du coude.

Le poignet est un peu plus raide, mais peut être ramené à l'extension : pendant qu'on lui fait accomplir ce mouvement, la flexion complète des phalanges remplace l'extension, et le poing se ferme.

Au membre inférieur, la jambe est fléchie sur la cuisse, et l'extension du genou est douloureuse. Le pied est en extension modérée, mais la flexion modérée est possible sans douleur. Les orteils ont conservé leur attitude normale. Tout le côté droit de la face présente cet affaissement, cette atrophie dont nous avons déjà parlé.

Le 30. Le malade semble souffrir beaucoup. Depuis hier soir il se tord et pousse des cris plaintifs. Il lui est prescrit 5 gr. de chloral dans 30 gr. de sirop de menthe.

7 octobre. Il est pris de varicelle.

Le 8. Les boutons qui ressemblaient à ceux de la varicelle, le 7 octobre, semblent ce matin appartenir à la varioloïde.

Le 14. La nuit a été très-mauvaise.

La nuit du 14 au 15 n'a amené aucune amélioration : des contractures très-douloureuses, des vomissements ont privé le malade de tout sommeil.

Le 17. L'enfant est beaucoup mieux ce matin.

Le 22. Les vomissements et la douleur se suspendent.

16 novembre. Un vomissement, pas de nouvelles attaques; contractures douloureuses. La contracture persistante reste modérée.

Le 17. Pas de vomissements.

Le 20. Nuit très-mauvaise. Vomissement sans raideur douloureuse.

Depuis cette époque jusqu'au 1er juillet 1874, l'état de l'enfant reste absolument stationnaire. Les vomissements cessent, les crises douloureuses ont disparu. Indifférent à tout ce qui l'entoure, l'enfant reste couché sur le dos sans faire un mouvement, sans proférer une plainte. Le cou est incliné sur l'épaule droite, et la tête immobile ne peut être redressée sans douleur. L'asymétrie des deux moitiés de la face est toujours très-notable. Le bras droit est contracturé, l'avant-bras est demi-fléchi et immobilisé. Les doigts sont fermés et raides; la jambe est également contracturée. Le genou est un peu fléchi, les orteils sont fléchis, le pied est immobile. L'enfant perd depuis longtemps ses matières et ses urines involontairement. On ne trouve pas de signes de tuberculose avancée dans les poumons. Il y a un peu de diarrhée par moments. L'aphasie est complète.

26 juillet. L'enfant vomit, il a de la fièvre, on ne le soulève que difficilement; on entend de gros râles dans la poitrine, et du souffle à droite et en arrière. Diarrhée.

Le 27. Fièvre intense, dyspnée, état général très-mauvais. La somnolence est encore plus marquée que d'habitude.

Le 28. L'état du malade est demi-comateux. La fièvre et la diarrhée persistent.

Le 29. L'enfant est à l'agonie. Il meurt dans la nuit.

Autopsie.—Cavité crânienne. Après l'enlèvement de la calotte osseuse, on trouve la dure-mère tendue, gonflée par du liquide, et présentant une forte injection veineuse. L'incision de cette membrane ait voir que le liquide siége dans la grande cavité arachnoïdienne. Au-dessous de l'arachnoïde on trouve encore une assez forte proportion de liquide céphalo-rachidien qui boursoufle en certains points cette membrane, et forme des tumeurs d'aspect gélatineux sur les faces latérales du cerveau. Les méninges sont assez fortement congestionnées, l'arachnoïde est opaque. Les granulations tuberculeuses sont rares, même dans les points les plus rouges et les plus épaissis.

Il y a une atrophie notable des circonvolutions de la face externe du cerveau du côté gauche. En avant et en arrière de la scissure de Sylvius de ce côté, les circonvolutions n'ont plus que le tiers de leur volume normal. Elles sont dures et donnent au doigt la sensation d'une tumeur placée au-dessous d'elles. En faisant la coupe de Vieussens on trouve un tubercule ancien et partiellement crétifié à la partie antérieure du lobe frontal droit. Les ventricules, au moins triples de capacité, sont remplis d'un liquide d'une limpidité parfaite. En dehors du ventricule latéral gauche, au-dessus du corps strié, vers le tiers inférieur de ce corps, on voit une plaque dure, jaunâtre, de 2 millim. d'épaisseur, et de 1 centimètre 1|2 de longueur et de hauteur. Cette plaque forme la paroi externe du ventricule. En dehors d'elle on trouve une telle atrophie de la substance blanche qu'il n'y a pas plus de 1 centimètre entre la paroi ventriculaire et la surface des circonvolutions. Cette atrophie, occupant la couronne rayonnante de Reil qu'elle a détruite en partie, s'avance dans les circonvolutions frontales jusqu'à leur partie moyenne, et s'étend en arrière presque jusqu'à la partie postérieure du corps strié. Le lobule de l'insula a presque disparu. Les parties atrophiées sont dures, résistantes, grisâtres.

Le lobe gauche du cervelet est occupé par une tumeur du volume d'un œuf de poule, adhérente à la dure-mère, assez résistante, d'un vert pistache à la coupe, formée de matière caséeuse. Ce lobe du cervelet ne subsiste plus que par sa partie antérieure qui semble saine. Il n'y a rien du côté de la protubérance.

La moelle résistante, non congestionnée, sans tubercules, présente sur son cordon latéral droit une teinte grise, indice évident d'une sclérose descendante.

Thorax. — Tubercules pleuraux et sous-pleuraux, tubercules pulmonaires assez rares au sommet des poumons. Pneumonie droite étendue occupant toute la base de l'organe. Ganglions bronchiques assez volumineux, caséeux. Adhérence intime du péricarde au tissu du cœur qui paraît un peu aminci. Pas de matière tuberculeuse dans le cul-de-sac supérieur du péricarde qui a disparu. Rien dans les valvules et les orifices du cœur.

Abdomen. — Foie gras, volumineux, lisse à la coupe, d'aspect graisseux, semblant amyloïde par sa teinte dans quelques points, sans que la teinture d'iode décèle une altération de ce genre. Quelques tubercules à la surface.

Reins graisseux, friables, peu augmentés de volume.

Rate petite, non tuberculeuse.

Rien dans l'intestin, si ce n'est un peu de congestion de la muqueuse.

Obs. XIII (personnelle). — Hémiplégie gauche; méningite tuberculeuse; tubercules cérébraux.

L... (Louise), 4 ans 1|2, entrée le 14 juillet 1874, salle Sainte-Geneviève, n° 23 (service de M. Roger).

Cette enfant assez faible a perdu ses parents depuis quelque temps déjà. On ne sait s'ils ont succombé à la tuberculose. Il y a deux mois, on s'aperçut qu'elle traînait la jambe gauche, qu'elle était maladroite dans ses mouvements et tombait souvent. Sa démarche rappelait celle des enfants qui commencent à marcher. Le bras gauche était également affaibli. Il y a trois semaines elle eut une attaque brusque avec perte de connaissance, convulsions toniques et cloniques, suivie de fièvre et surtout d'augmentation des phénomènes paralytiques. La bouche à partir de ce moment fut déviée, la jambe gauche et le bras du même côté considérablement affaiblis.

Au moment de l'entrée de cette enfant à l'hôpital, la paralysie est un peu moindre qu'après l'attaque. La jambe gauche est un peu fléchie sur la cuisse et difficile à étendre; les mouvements volontaires y sont très-faibles. Les mouvements réflexes sont conservés, mais ils sont plus lents et moins étendus. La sensibilité est normale. L'avant-bras gauche est également fléchi à angle droit sur le bras. Quand on l'étend, on remarque la saillie du long supinateur rétracté, et on produit de la douleur. Les mouvements sont très-faibles, presque nuls. La main est à demi-fléchie sur l'avant-bras, et les doigts également un peu fléchis. La sensibilité est normale; la face n'est plus déviée; l'œil gauche se ferme mal et est toujours encombré de mucosités.

La parole est lente et saccadée. L'enfant pousse des cris fréquents, et a un peu de fièvre. La langue est sale. Il y a de l'inappétence, de la diarrhée. Rien dans les poumons, rien au cœur.

21 juillet. Somnolence, fièvre assez forte, strabisme, congestion rétinienne, constipation depuis deux jours. Céphalalgie très-forte; l'enfant montre sa tête quand on lui demande où elle souffre. Il n'y a point de vomissement; le ventre est plat.

Le 22. Somnolence plus forte. Cris par intervalles. Raideur du cou. Strabisme. Indifférence profonde.

Le 23. Même état de somnolence. La fièvre est assez forte. Les yeux se ferment mal et sont remplis de muco-pus. La langue et les lèvres sont sèches, et un peu fuligineuses. Il y a des cris hydrencéphaliques.

Le 24. Un peu de gêne de la déglutition. La température est à 39°,2. Raideur très-grande de la nuque et du dos. Insensibilité.

Le 25. Indifférence complète; cependant la connaissance est encore conservée. Raideur du cou et du dos. Respiration profonde et lente. Ventre plat, constipation, peau fraîche, pouls lent. Raideur des jambes, déglutition difficile; forte dilatation pupillaire.

Le 26. La raideur est très-considérable, la dyspnée augmente; l'auscultation révèle du souffle au poumon droit en arrière. Il y a encore un peu de connaissance.

Le 27. Agonie. Mort dans la nuit.

Autopsie, trente heures après la mort.

Cavité crânienne. — A l'ouverture du crâne on trouve beaucoup de liquide céphalo-rachidien, mais peu de sang dans les sinus. Les méninges sont assez fortement congestionnées, cependant elles ne semblent pas épaissies. On n'y trouve pas de tubercules sur la face convexe du cerveau. A la base existent des exsudats fibrine sur les membranes et dans le liquide des confluents. Les méninges sont épaissies au niveau des scissures, et surtout au niveau du chiasma des nerfs optiques dont l'épaisseur est plus que doublée. Il y a peu de granulations tuberculeuses : on en compte trois ou quatre en étalant une assez grande surface de membranes prises au niveau de la scissure de Sylvius du côté gauche.

Au-dessous des méninges on voit par transparence la surface des circonvolutions parsemée de taches jaune verdâtre, irrégulières, au niveau desquelles l'arachnoïde présente quelques granulations agglomérées. On peut compter au moins dix taches de ce genre sur la convexité du cerveau. Ces taches sont le relief de noyaux caséeux jaune verdâtre, du volume d'une noisette, occupant la convexité des circonvolutions. En coupant le cerveau par tranches, on trouve au fond de presque tous les sillons qui séparent les circonvolutions, des noyaux caséeux dont le volume varie depuis celui d'un pois jusqu'à celui d'une noisette. Quelques-uns de ces noyaux, déjà anciens et ramollis, ont un aspect bourbillonneux et une couleur d'un vert pistache. D'autres sont plus consistants; ils s'écrasent cependant sous le doigt. Ils s'énucléent facilement et laissent à leur place des sortes de cavernes anfractueuses au milieu de la pulpe cérébrale notablement diminuée de consistance. Ces noyaux, généralement arrondis, sont un peu irréguliers et formés chacun de plusieurs noyaux primitifs réunis et datant vraisemblablement d'époques différentes.

La substance blanche du cerveau contient quelques-uns de ces tubercules. En faisant la coupe de Vieussens, on en découvre un gros en dehors du corps calleux, au-dessus de la partie antérieure du ventricule latéral droit. Deux autres un peu moins volumineux se trouvent à la partie postérieure de la coupe. Du côté gauche on voit un ou deux noyaux dans la substance blanche, mais très-près des circonvolutions.

Le corps strié droit présente à sa partie antérieure un gros tubercule ramolli qui fait saillie dans le ventricule latéral correspondant; un autre se trouve un peu en dehors du précédent; un troisième tubercule occupe la partie postérieure de la couche optique droite.

Le corps strié et la couche optique gauches n'en renferment aucun.

Il n'y a rien à noter dans le mésocéphale. La partie postérieure du cervelet présente trois gros tubercules, et l'intérieur du même organe deux ou trois petits. La toile choroïdienne est notablement épaissie; il n'y a pas une proportion exagérée de liquide dans les ventricules cérébraux.

Cavité médullaire. La moelle semble turgescente au niveau du renflement cervical. Au niveau du renflement lombaire l'arachnoïde est épaissie, opaque, et parsemée de granulations. En coupant la moelle, on trouve dans son épaisseur deux noyaux tuberculeux : le plus élevé est caché dans l'intérieur du renflement cervical. Mal délimité, confondu sur les bords avec la substance saine, il a le volume d'un gros haricot. Il est allongé, assez dur, jaune au centre, plus mou dans ce point qu'à la périphérie, et occupe le faisceau antéro-latéral gauche de la moelle à la partie moyenne du renflement cervical. Ce tubercule semble un peu empiéter sur la ligne médiane.

Le deuxième tubercule siége à la partie moyenne de la région dorsale, sur la face antérieure de la moelle : il est situé dans le faisceau antérieur gauche, mais il se prolonge en partie dans le faisceau antérieur droit.

Cavité thoracique. Rien au cœur. Il y a peu de liquide dans les plèvres. Les plèvres viscérales sont rouges et épaissies, surtout à la base du poumon droit, dont se détachent de longues franges vasculaires. Tout le lobe inférieur droit est splénisé, et les deux sommets sont emphysémateux. Il y a une forte congestion du poumon gauche en arrière. Sept ou huit granulations seulement sur la plèvre; quelques-unes dans le parenchyme pulmonaire. Ces granulations sont transparentes, résistantes, et font saillie sur la coupe. Les ganglions bronchiques ne sont pas très-volumineux : un seul est tuberculeux.

Cavité abdominale. Le lobe gauche du foie présente plusieurs granulations tuberculeuses. Il n'y en a presque pas sur le lobe droit. La rate est petite, ratatinée, sans tubercules. Les reins sont un peu congestionnés.

L'examen du tube intestinal nous fait découvrir des ulcérations avec des granulations tuberculeuses sur le péritoine à leur niveau. Ces particularités n'existent que dans la dernière partie de l'iléon. Les ganglions mésentériques sont caséeux mais peu volumineux.

Obs. XIV. (Thèse de Léveillé, 1824.) — Hémiplégie gauche; tubercules cérébraux.

Un rémouleur, âgé de 13 ans, avait éprouvé l'été précédent de fréquentes douleurs de tête; deux hommes ivres l'amenèrent à l'hôpital. La face était animée, la tête renversée, le tronc raide, avec céphalalgie très-violente et souffrance dans toute la longueur de la colonne vertébrale. Les membres du côté gauche étaient paralysés et encore sensibles. On sut postérieurement que cette hémiplégie datait de huit jours et était survenue subitement. A l'aide de saignées locales et générales et des dérivatifs, ces symptômes s'améliorèrent. Le malade recouvra un peu connaissance; les mouvements du bras devinrent assez libres; ce mieux dura quelques jours. On tenta de rétablir les mouvements dans le membre inférieur gauche avec les lavements de strychnine d'abord à la dose d'un grain, puis deux, puis enfin trois, dans quatre onces d'eau. Au quatrième il fallut les suspendre parce qu'il se manifesta des douleurs vives dans les extrémités inférieures; elles augmentèrent; celles du ventre, le trouble des idées, la raideur du tronc reparurent. Il s'y joignit un tremblement des bras, du délire, de l'assoupissement, des soubresauts dans les tendons, et le malade mourut le dix-neuvième jour. A l'examen cadavérique on vit la dure-mère parsemée au devant d'éminences blanches, comme tuberculeuses. L'hémisphère droit du cerveau contenait six tubercules enkystés, ramollis, purulents; un d'eux était plus volumineux qu'un œuf de poule, et les autres gros comme des noix; deux de ceux-ci étaient accolés et communiquaient ensemble. Sous la bandelette demicirculaire droite, on voyait une petite tache jaune située entre le corps strié et la couche optique. L'hémisphère gauche présentait aussi quatre de ces tubercules dont le diamètre variait de six à dix lignes : tous occupaient la partie du cerveau supérieure aux ventricules. La base de cet organe était infiltrée de pus concrété, et le canal rachidien rempli entièrement d'un pus homogène comme celui d'un phlegmon. L'arachnoïde était rouge et injectée. La substance du cerveau, du cervelet et de la moelle ne présentait aucune altération.

Un fait remarquable de cette observation, c'est le début brusque et apoplectique de la paralysie. Ce mode d'invasion est fort rare, et il a pu dans certains cas en imposer pour une véritable hémorrhagie cérébrale, ainsi que je l'ai déjà signalé à propos de l'observation 2. On y voit aussi une complication de méningite purulente de la base et de la cavité rachidienne.

Obs. XV. (Kœchlin, thèse de Paris, 1858.)

Masse tuberculeuse occupant la couche optique, le pédoncule cérébral, et la protubérance du côté droit; hémiplégie gauche; absence d'autres lésions tuberculeuses notables.

B... (Charles), âgé de 10 ans et demi, entra à l'hôpital Sainte-Eugénie, service de M. Legendre, le 6 janvier 1857. Cet enfant avait toujours joui d'une bonne santé, lorsque, il y a un mois, il a commencé à être indolent et à se plaindre d'engourdissement dans les membres du côté gauche; ces symptômes ont persisté jusqu'à ce jour; de plus, il y six jours, on a remarqué un affaiblissement assez brusque des mêmes membres, qui rend la marche difficile. En même temps l'enfant a commencé à loucher, et la face s'est tirée à droite: il n'a eu de convulsions à aucune époque, et ses parents attribuent sa maladie à une chute qu'il a faite il y a une dizaine de jours.

Nous constatons que l'œil gauche est strabique en dedans, quoique encore assez mobile; de plus, pendant la contraction des muscles, toute la face est entraînée à droite : il y a, en un mot, une hémiplégie faciale gauche encore incomplète. L'enfant meut assez facilement ses quatre membres, mais, en lui ordonnant des contractions énergiques, et surtout en le faisant marcher, on constate un affaiblissement très-notable des membres du côté gauche. La sensibilité est affaiblie à la plante du pied du même côté. Les autres fonctions sont en bon état; il n'y a ni fièvre, ni céphalalgie.

Le 30 janvier l'hémiplégie a augmenté; le malade ne peut plus se tenir debout, la jambe gauche fléchissant lorsqu'on cesse de la soutenir. La paralysie s'est aussi accrue dans le bras gauche ainsi que dans la face qui est maintenant déviée à droite, même au repos; la sensibilité tactile du côté gauche a aussi perdu. Persistance du strabisme du côté gauche, chute de la paupière à droite, et la dilatation de la pupille. On constate, en outre, l'abolition de la vue à gauche.

L'intelligence paraît encore intacte, cependant la parole est embarrassée.

Le 14 février. L'hémiplégie, tant du mouvement que de la sensibilité, persiste à gauche; la pupille droite, toujours dilatée, est en outre portée dans le strabisme externe. L'intelligence s'obscurcit: assoupissement habituel interrompu par des cris inarticulés.

Le 5 mars. Même état; on est obligé de faire manger le malade. Il va sous lui.

Le 17. Contracture invincible dans les membres gauches, et surtout dans le bras; les membres droits conservent la liberté de leurs mouvements. Lorsqu'on pince violemment la main gauche, l'enfant la retire au moyen de la droite.

Alternatives, à quelques jours de distance, de dilatation et de resserrement de chaque pupille isolément; persistance du strabisme externe à droite. L'intelligence est profondément atteinte.

Le malade, réduit à une vie purement végétative, meurt le 28 avril, après avoir offert, dans les derniers jours, quelques mouvements convulsifs bornés aux muscles des yeux et de la mâchoire inférieure.
A l'autopsie, on trouve une infiltration séreuse sous l'arachnoïde de la convexité, qui offre en outre de petits points opalins extrêmement différents des granulations tuberculeuses, dont on ne trouve pas de trace dans la pie-mère. Il y a un léger excès de volume de l'hémisphère droit; le liquide ventriculaire paraît en quantité à peu près normale.

La couche optique droite, augmentée de volume, dépasse en tous sens celle du côté gauche, et offre, dans sa partie postérieure interne, une coloration grisâtre rosée et un aspect inégal comme fongueux; cet état se retrouve plus ou moins sur les tubercules quadrijumeaux droits, dont l'antérieur est triple de volume, et le *processus cerebelli ad testes*, ainsi que sur la partie la plus élevée du quatrième ventricule. La valvule de Vieussens ne paraît pas altérée. En dehors, cette altération est exactement limitée par le pédoncule cérébelleux moyen, et le pédoncule cérébral droit, qui, examiné à sa face inférieure, est sain en apparence, mais plus étendu que celui du côté opposé.

Par une coupe longitudinale et un peu plus oblique, on trouve trois tubercules crus occupant, l'un la couche optique droite, les deux autres occupant la place des fibres qui forment l'étage moyen et supérieur de la protubérance, ainsi que la plus grande épaisseur du pédoncule cérébral; ces tubercules, du volume d'une noisette, mal délimités, nullement enkystés, sont entourés de quelques tubercules miliaires, et plongés dans une matière gris rougeâtre, plus consistante que la substance cérébrale et qui fait du tout une seule masse entourée par la matière nerveuse un peu ramollie. L'altération s'arrête, en avant, à un demi-centimètre du corps strié; en arrière, elle va jusqu'au niveau du plan qui sépare la protubérance du bulbe; en haut elle arrive jusqu'à la surface; en bas il ne reste qu'une couche mince et superficielle du pédoncule cérébral, et la moitié de l'épaisseur du pont de Varole; enfin, en dedans, l'altération reste en deçà de la ligne médiane, excepté au niveau de l'espace interpédonculaire, où elle la dépasse légèrement.

Les nerfs crâniens n'offrent pas d'altération notable. On ne trouve ailleurs de tubercules que quelques-uns, petits, dans les ganglions bronchiques.

Dans toutes ces observations on a remarqué que l'hémiplégie de la face, lorsqu'elle existait, siégeait du même côté que celle des membres, quoique dans la dernière, l'étage moyen et supérieur de la protubérance fût intéressé. Voici maintenant un exemple d'hémiplégie alterne également emprunté à la thèse de M. Kœchlin.

Obs. XVI. (Thèse de Kœchlin, 1858.)
Tubercules de l'encéphale; hémiplégie de la face à droite, des membres à gauche; tuberculisation générale.

Le nommé O..., âgé de 2 ans 1/2, est entré à l'hôpital Sainte-Eugénie, service de M. Legendre, le 31 mars. Ses parents rapportent qu'il a été pris peu à peu d'une paralysie des membres supérieur et inférieur gauches; ils ne peuvent préciser l'époque exacte du début, mais celui-ci devait remonter assez loin, puisque, il y a trois semaines, quand on commença un traitement, l'hémiplégie gauche était déjà au degré où on la trouve aujourd'hui, c'est-à-dire presque complète; il a la fièvre à peu près depuis le même temps; de plus l'œil droit ne se fermait pas pendant le sommeil, et il s'est enflammé depuis quelques jours.

On constate à l'entrée que l'œil droit, qui est strabique en dedans, offre constamment à découvert, même pendant le sommeil, la partie inférieure de la cornée qui est ramollie et grisâtre, et une partie de la conjonctive, qui est enflammée (ce qui tend à prouver que la paralysie de l'orbiculaire date de quelque temps déjà); il n'y a pas de clignement de ce côté. Si on excite par le pincement les contractions de la face, on voit la commissure labiale entraînée à gauche; en un mot, il y a hémiplégie faciale droite.

La sensibilité ne paraît pas atteinte à la plante des pieds; mais, tandis que les pincements déterminent avec assez de rapidité les mouvements dans les membres du côté droit, ceux du côté gauche restent mmobiles et se meuvent à peine. Il y a un peu de contracture dans les muscles de l'avant-bras gauche.

Le pouls est à 120, régulier; l'enfant est tantôt assoupi, tantôt pris d'une toux impuissante à expulser les mucosités qui encombrent la trachée ; râles muqueux peu abondants, matité relative sous la clavicule droite. La déglutition est gênée.

Mort vers la nuit du second jour de l'entrée, sans nouveaux symptômes que quelques vomissements.

A l'autopsie, on trouve la dure-mère tendue, l'arachnoïde sèche, les circonvolutions aplaties, la pie-mère injectée et contenant des granulations, et à la base, de l'infiltration gélatiniforme et verdâtre ; les ventricules contiennent un liquide clair et en excès ; la voûte à trois piliers est ramollie.

L'hémisphère droit renferme un tubercule cru, qui a remplacé la plus grande partie de la portion droite du pont de Varole ; ce tubercule est comme enkysté inférieurement dans ce qui reste en ce point de substance nerveuse, laquelle est comme étalée à la surface du tubercule, mais non ramollie.

Les nerfs qui naissent du côté droit de la protubérance et du bulbe n'offrent pas d'altération au voisinage de la racine.

Tubercules crus dans les ganglions bronchiques, et quelques-uns rares dans la rate et les ganglions du mésentère.

Outre les tumeurs vasculaires, parasitaires et diathésiques, on peut rencontrer dans l'intérieur du crâne des tumeurs accidentelles dont les plus fréquentes sont les tumeurs fibro-plastiques qui naissent en général de la dure-mère. Ces tumeurs, dont les fongus de la dure-mère des auteurs sont une variété, ont été étudiées dans une thèse (Sabatié. Paris, 1873) à laquelle je renvoie le lecteur pour de plus amples détails. Ces sortes de tumeurs, composées de corps fusiformes, de noyaux et de vaisseaux, comptent parmi les causes les plus rares de l'hémiplégie chez les enfants. En voici une observation rapportée par M. Sabatié, qui l'emprunte lui-même à Gairdner et Haldane.

Obs. XVII. — Hémiplégie droite ; tumeur fibro-plastique. (Gairdner et Haldane. *Edinburg med. journ.*, mars 1861. *Arch.*, 5e série, tome XVIII, p. 229.)

Robert M..., 6 ans et demi, admis à l'Infirmerie d'Edimbourg le 25 mars 1855.

Au mois de janvier, chute sur la tête suivie d'un peu de céphalalgie. Guérison complète. Une semaine après, abattu, morose, céphalalgie intense. Un peu plus tard, se sert de la main gauche au lieu de la droite, traîne un peu la jambe droite en marchant, la tête inclinée sur l'épaule droite. Fréquents réveils en sursaut; plus tard encore, l'affaiblissement des extrémités du côté droit avait augmenté; parole embarrassée.

A son entrée : amaigri, tête inclinée en avant, difficulté de la mouvoir; extrémités du côté droit complètement paralysées; déglutition difficile, perte de la parole.

9 avril. Attaques convulsives, affaiblissement progressif.

Mort le 11.

Autopsie. Légère congestion de la surface du cerveau, un peu d'aplatissement des circonvolutions; ventricules latéraux un peu distendus par le liquide; à la face inférieure du pont de Varole, tumeur lobulée occupant une dépression creusée dans la substance encéphalique; le trijumeau et les nerfs des 6e, 7e et 8e paires, et quelques racines de la 9e, sont comprimés par la tumeur.

Cette tumeur était de nature fibro-plastique.

Après toutes ces tumeurs, je ferai encore mention des *exostoses crâniennes* d'origines diverses, et de cette forme d'exostose qui a été signalée comme prenant directement naissance dans le tissu nerveux (*tumeurs ostéoïdes* de Müller). Enfin je citerai les *tumeurs à myélocytes* qui siégent principalement, mais non exclusivement, dans le cervelet, et qui se distinguent des tubercules en ce que les vaisseaux de la périphérie sont libres et non oblitérés par de la fibrine coagulée; les *cholestéatomes* (tumeurs nacrées des Allemands); les *lipômes*, les *kystes*, les *enchondromes*, les *gliomes*, les *psammomes*, etc., tumeurs très-rares, et qui, dans tous les faits connus, n'ont encore déterminé aucun symptôme cliniquement appréciable.

Voici, pour terminer ce chapitre, quelques observations que j'ai recueillies dans le service de M. Roger : quoique la sanction nécroscopique leur fasse défaut, toutes les probabilités sont en faveur de tubercules encéphaliques.

Obs. XVIII (personnelle).

B... (Léontine), 7 ans et demi, entrée le 23 juin 1874, salle Sainte-Geneviève, n° 29.

Hémiplégie gauche sans atrophie, datant de trois ans. Au dire des parents, cette paralysie est survenue brusquement, en une nuit, il y a trois ans; mais à son début, elle était loin d'être aussi prononcée qu'à l'époque actuelle. Elle a fait depuis des progrès incessants, mais on n'a point remarqué qu'elle eût aucune influence sur la santé générale de l'enfant. Ce sont là les seuls renseignements que donne la mère; elle ajoute pourtant que la jeune Léontine a été «nouée» à 15 mois. Malgré son dire, un examen attentif que j'ai fait de l'enfant, ne m'a pas révélé la moindre trace d'ancien rachitisme.

Voici quel est l'état actuel de cette petite fille :

Lorsqu'elle marche, il y a une claudication très-prononcée du côté gauche.

Les mouvements du bras gauche sont conservés en partie, mais ils s'accompagnent d'un mouvement depronation exagérée, et de mouvements de flexion et d'extension alternatifs des poignets et des doigts. Tous ces mouvements accessoires paraissent spasmodiques et involontaires, et se manifestent toujours dès que l'enfant veut mettre en jeu le reste de contractilité volontaire des muscles du bras et de l'avant-bras.

La sensibilité est bien conservée dans la main et dans tout le bras gauches.

La contractilité galvanique y est également très-prononcée; l'application des électrodes de l'appareil d'induction de Gaiffe sur les muscles du bras et de l'avant-bras, est excessivement douloureuse, et détermine immédiatement, et à un haut degré, ces mouvements convulsifs dont je parlais tout à l'heure. La jambe gauche a conservé aussi en partie ses mouvements; le pied présente les mêmes mouvements spasmodiques et les mêmes contractures que la main. La contractilité galvanique y est également très-bien conservée. Il n'y a aucune atrophie des membres parésiés.

A la face, on remarque seulement un léger strabisme de l'œil gauche.

L'intelligence est peu développée; cette enfant n'a pu apprendre à lire. Elle est désobéissante, entêtée, et d'un caractère intraitable. «Elle est très-méchante,» me dit la religieuse du service, qui m'a assuré avoir observé la même particularité chez bon nombre d'enfants affectés de diverses paralysies.

M. le professeur Roger diagnostiqua, chez cette enfant, un tubercule cérébral siégeant à droite; elle fut soumise au traitement ioduré (iodure de potassium, 0 gr. 0,5; sirop de menthe, 30 gr. par jour); on lui fit en même temps quelques applications d'électricité, mais celles-ci étaient si douloureuses qu'on dut les suspendre.

Elle sortit de l'hôpital, un peu améliorée, vers le commencement d'août.

Obs. XIX (personnelle). — Hémiplégie droite incomplète. (Tubercule cérébral ?)

M... (Ernest), 5 ans.

Les parents de cet enfant se sont aperçus de l'hémiplégie en le retirant de nourrice.

Cette hémiplégie est incomplète; elle siége à droite. Il y a une notable atrophie des bras, avant-bras et membre inférieur de ce côté. Le deltoïde est également atrophié. Les mouvements sont possibles dans une certaine mesure; ainsi, le malade peut lever le bras vers sa tête; il peut serrer un peu avec sa main.

Il marche en jetant le pied droit qui est très-porté en dehors.

La sensibilité est très-bien conservée, et tous les muscles se contractent très-bien sous l'influence des courants d'induction.

Le petit malade était conduit par ses parents à l'hôpital, pour se faire électriser; nous l'avons perdu de vue depuis plusieurs mois.

Obs. XX (personnelle). — Hémiplégie gauche incomplète; attaques épileptiformes.

R... (Albert), 4 ans.

On n'a aucun renseignement sur les antécédents héréditaires de cet enfant. Il a joui d'une assez bonne santé jusqu'à l'âge de 3 ans; il n'offre aucune trace de rachitisme. Sa tête est trop volumineuse, et offre une forte saillie du front (facies hydrocéphalique). Malheureusement, nous n'avons pas pu savoir si le développement exagéré de la tête est congénital ou date de peu. Depuis neuf mois, les mouvements volontaires ont beaucoup diminué dans la jambe et le bras gauche, et depuis la même époque il a eu de fréquentes attaques épileptiformes.

Il n'y a rien du côté de la face et des organes des sens.

L'intelligence de cet enfant est très-bornée; son état mental est voisin de l'idiotisme.

Obs. XXI (personnelle). — Hémiplégie droite incomplète; attaques épileptiformes.

R... (Adèle), 5 ans.

Cette petite fille est d'une intelligence peu développée, et c'est à grande peine que je suis parvenu à tirer d'elle les quelques renseignements que voici :

Il y a au moins cinq semaines qu'elle est paralysée; cette paralysie est survenue immédiatement après une convulsion. Avait-elle déjà eu des attaques convulsives? C'est là un point que je n'ai pu éclaircir, et sur lequel je n'ai eu que des renseignements contradictoires. Quo qu'il en soit, elle est sujette, depuis cette époque, à de fréquentes attaques épileptiformes; elle n'a jamais eu de vertiges, jamais de contractures dans les membres parésiés.

Il paraît qu'après les attaques la paralysie est plus accentuée.

Elle n'a jamais eu de mal de tête.

Au moment où je l'examine (10 août 1874), je la trouve dans l'état suivant :

Quand elle marche, il y a une claudication peu prononcée sur la jambe droite.

Le bras droit est notablement plus faible que le gauche; la tête a de la tendance à s'incliner à droite. Il y a un peu d'atrophie du côté droit du corps; on ne trouve point de différence de température entre les deux bras.

L'enfant prétend avoir eu une attaque il y a quinze jours. Depuis son entrée à l'hôpital (20 juillet), elle n'en a pas eu.

La sensibilité est très-bien conservée dans toutes les parties parésiées, ainsi que la contractilité galvanique : l'application des électrodes de la pile de Gaiffe détermine d'énergiques contractions et de très-vives douleurs.

On a pu remarquer, dans quelques-unes des observations précédentes, ces contractures, dues à des dégénérations secondaires de la moelle, et qui ont été bien étudiées par M. Bouchard (*Arch. gén. de méd.*, 1866, t. VII et VIII).

CHAPITRE V.

LÉSIONS TRAUMATIQUES.

Chez l'enfant comme chez l'adulte, lorsque le crâne vient d'être soumis à une percussion plus ou moins violente, le blessé perd connaissance ou est seulement étourdi; tous ses membres peuvent se trouver en résolution, mais s'il y a eu une simple *commotion* cérébrale, on n'observera jamais d'hémiplégie. L'apparition de la paralysie unilatérale indiquera certainement une complication.

Si, au contraire, l'agent vulnérant a été assez puissant pour déterminer la contusion cérébrale, il n'est pas rare d'observer alors l'hémiplégie, mais il y a lieu de faire une distinction : 1° si les symptômes paralytiques se montrent au moment même de l'accident, on sera fondé à les mettre sur le compte de quelque fragment d'os enfoncé qui comprime la substance cérébrale, et on se livrera à des investigations minutieuses pour découvrir la fracture, dans les cas où elle n'est pas manifeste; 2° si on voit survenir l'hémiplégie quelques heures plus tard, on devra vraisemblablement l'attribuer à un épanchement sanguin traumatique; 3° enfin si on l'observe seulement quatre ou cinq jours après l'accident, elle reconnaîtra pour cause l'invasion de la méningo-encéphalite développée à la suite de la contusion cérébrale, et sera alors le témoignage de la réalité de celle-ci.

Les *plaies* du cerveau, produites par des instruments piquants, tranchants ou contondants, compliquées ou non de la présence de corps étrangers, peuvent ou non s'accompagner d'hémiplégie, ce que l'on comprendra si l'on veut bien se rapporter à ce que j'ai dit dans mes généralités, touchant les parties tolérantes et intolérantes de la masse encéphalique. Lorsque l'hémiplégie existe, elle peut se montrer primitivement et être directement sous la dépendance de la déchirure, de la solution de continuité des fibres ou des cellules nerveuses, ou bien être produite plus tardivement par la méningo-encéphalite consécutive. On voit que ce dernier cas rentre dans un ordre de faits déjà étudié. Il n'est pas rare que ces plaies cérébrales guérissent presque sans accidents, et Quesnay dans les Mémoires de l'Académie de chirurgie de 1743 (t. I) cite bon nombre de ces traumatismes observés chez les enfants, qui eurent cet heureux résultat. Pareil fait se rencontre assez fréquemment chez l'adulte, et l'on pourrait citer nombre d'auteurs qui ont rapporté des observations analogues.

D'autres fois, ces plaies guérissent après avoir présenté des accidents variables, soit du côté de l'intelligence, soit du côté de la sensibilité et de la motilité. Les attaques épileptiformes ne sont pas rares et peuvent même persister, ainsi que la paralysie après la guérison complète de la lésion locale. En voici un exemple très-remarquable rapporté par Quesnay (*Loc. cit.*).

Obs. XXII. — Hémiplégie gauche par plaie cérébrale; attaques épileptiformes. (Quesnay. Mémoire de l'Académie de chirurgie, 1743, t. I.)

Un laquais de 16 ans, reçut un coup de pierre au milieu du pariétal droit; le cerveau fut blessé; il y eut hémiplégie à gauche. Le cerveau se gonfla; sa substance devint noire; on coupa tous les jours une partie de cette substance gangrenée qui sortait. Le dix-huitième jour, le malade tombe de son lit; toute la portion du cerveau qui débordait l'ouverture de l'os, se détacha par cette chute, et tomba dans l'appareil; mais le gonflement continua à pousser au dehors la substance du cerveau qui était noire, et on la retranchait à mesure tous les jours. Le trente-cinquième jour, le malade but et s'énivra; le cerveau se gonfla davantage. Dans son ivresse, le malade glissa sa main sous l'appareil, empoigna et arracha avec violence toute la partie exubérante. Le lendemain on trouva le cerveau en meilleur état : presque tout ce qui était corrompu avait été emporté, et on reconnut qu'on était près du corps calleux. Une couleur vermeille succéda à la lividité ; le malade guérit, mais resta paralysé, devint même sujet à des mouvements épileptiques ; toutefois, l'esprit se rétablit entièrement.

DEUXIÈME CLASSE

Hémiplégies d'origine spinale.

Nous avons maintes fois répété déjà que l'hémiplégie est la forme caractéristique de la paralysie liée à une lésion de l'encéphale. Mais on comprend qu'une lésion de la moelle puisse aussi la produire si elle n'intéresse qu'une moitié latérale de ce centre nerveux, et est située assez haut pour dominer les nerfs du bras et de la jambe. Pourtant cette cause de l'akinésie unilatérale n'est point adoptée par tous les auteurs.

Racle est très-affirmatif à cet égard : « Si les deux membres paralysés sont le bras et la jambe du même côté (hémiplégie), dit-il en propres termes, on ne pourra penser qu'à une affection du cerveau pour plusieurs raisons : d'abord les affections de la moelle ne sont jamais assez limitées pour n'affecter qu'un côté de l'organe et détruire le mouvement dans une moitié du corps seulement ; d'un autre côté, les lésions de la moelle n'ont aucune influence sur la tête et la face ; or, quand il y a une hémiplégie, la face y participe toujours plus ou moins ; enfin, les faits pathologiques établissent aussi que ce ne sont que les lésions cérébrales qui donnent lieu à l'hémiplégie, et jamais les affections médullaires. »

Il est certain que cette proposition est trop absolue, et les auteurs de l'article *Moelle épinière* du Dictionnaire encyclopédique, rapportent, à propos de diverses lésions médullaires, quelques cas où la paralysie s'était montrée sous forme hémiplégique au lieu d'affecter la forme paraplégique qui est la règle dans l'immense majorité des faits. Rosenthal cite un enfant de 15 ans qui eut une hémiplégie droite pendant vingt-quatre heures, à la suite d'un coup porté à la région cervicale. Brown-Séquard, dans ses belles expériences sur la moelle épinière et les vaso-moteurs, a déterminé par des hémisections de cette tige nerveuse à la région cervicale, des hémiplégies siégeant du côté lésé et s'accompagnant de la paralysie des vaso-moteurs, ce qui donnait lieu à une augmentation de la température. Il a aussi noté l'accroissement de la sensibilité.

Ces faits peuvent s'appliquer aux lésions pathologiques de la moelle, mais il faut bien convenir qu'ils rentrent dans la catégorie des exceptions. Il est de règle clinique que les affections de la moelle entraînent la paraplégie, en opposition avec celles du cerveau qui s'accompagnent d'hémiplégie. Le clinicien doit toujours avoir en vue cette donnée essentielle, et ne songer à l'origine médullaire de l'hémiplégie que lorsqu'il aura épuisé sans succès tous les autres éléments du diagnostic. J'avoue que je manque absolument de documents pour retracer ici l'histoire étiologique de ces hémiplégies spinales chez les enfants. C'est une étude à faire.

TROISIÈME CLASSE

Hémiplégies indépendantes de toute lésion appréciable des centres nerveux.

CHAPITRE PREMIER.

NÉVROSES.

Chorée. Il est extrêmement fréquent d'observer une prédominance marquée des mouvements choréiques dans une des moitiés du corps, et il est évident que, dans ces cas, l'action des deux membres de ce côté-là est fort amoindrie par leur agitation incessante. Cela ne suffirait pas pour établir l'existence d'une paralysie, mais, indépendamment même de la gêne musculaire produite par l'agitation convulsive, on a observé de réelles hémiplégies liées à cette névrose. D'après Racle, chez beaucoup d'enfants, la chorée commence par une paralysie plus ou moins prononcée d'une partie du corps, le plus ordinairement du côté gauche; la même paralysie peut persister pendant toute la durée de la maladie et se caractérise alors par la faiblesse du bras et de la jambe dans l'intervalle des attaques. Enfin, quand la maladie est guérie, on voit persister quelquefois longtemps une hémiplégie sur la nature de laquelle on serait fort embarrassé de se prononcer, si l'on n'avait pas connaissance des convulsions antérieures (Racle, *Diagnostic médical*).

Kennedy rapporte l'observation d'une petite fille de huit à neuf ans chez laquelle survint, sans cause appréciable, une hémiplégie du côté droit coexistant avec quelques légers symptômes de chorée, affectant particulièrement le bras faible et parfois la tête.

Il est maintenant presque universellement admis, que la chorée est une manifestation infantile de la diathèse rhumatismale, laquelle se montrera plus tard ou s'est déjà montrée sous les formes qu'elle affecte de préférence chez l'adulte. Les antécédents héréditaires, les alternances d'attaques rhumatismales franches, la fréquence des complications cardiaques ont servi à établir et à soutenir cette proposition. Dans cet ordre d'idées, l'hémiplégie choréique serait donc une paralysie rhumatismale à bien meilleur titre que ces hémiplégies faciales *a frigore*, ou ces paraplégies sans lésion dont la genèse est encore l'objet de nombreuses discussions.

Il est encore possible que l'hémiplégie, chez un enfant choréique, soit due à une embolie cérébrale liée elle-même à une complication cardiaque. L'ensemble des symptômes fixera le diagnostic. (Voy. le chapitre du ramollissement par embolie.)

Epilepsie. Dans un grand nombre d'observations d'enfants hémiplégiques, on a pu noter que ceux-ci avaient présenté ou présentaient encore des attaques épileptiformes. Il n'en faudrait point inférer que l'hémiplégie est fréquente dans l'épilepsie essentielle. Ces attaques, que nous avons mentionnées à l'occasion de plusieurs affections cérébrales, en particulier des tumeurs, loin d'être la cause des paralysies observées simultanément ou alternativement, sont, au même degré que celles-ci, sous la dépendance de ces affections encéphaliques, lesquelles peuvent engendrer en même temps de la céphalalgie, des vertiges, des contractures, etc.... Elles méritent donc bien le nom de convulsions épileptiformes symptomatiques : il arrive bien souvent que ces accès ne diffèrent en rien de ceux de l'épilepsie essentielle, et on n'a pas de peine à comprendre toutes les difficultés que présente alors le diagnostic de ces deux affections. Toutefois il paraît établi que dans certains cas d'épilepsie essentielle, héréditaire, manifestée en dehors de toute lésion cérébrale appréciable, on a observé des hémiplégies plus ou moins durables qui semblent sous la dépendance directe des convulsions. Voici ce que dit à ce propos Aug. Voisin, dans le *Nouveau Dictionnaire de méd prat*, *art.* Epilepsie.

« Il n'est pas rare d'observer après les attaques de l'aphasie, de l'*hémiplégie*, le plus souvent transitoires, mais quelquefois aussi définitives, de l'anesthésie partielle, etc.... La parésie et l'anesthésie ne se montrent pas exclusivement dans les membres où les convulsions ont été prédominantes. — Les phénomènes paralytiques sont causés par des congestions cérébrales, et par de petits foyers hémorrhagiques qui se produisent dans les centres nerveux, au moment, je crois, où la stase sanguine cérébrale est à son plus haut degré. Les dilatations vasculaires que j'ai souvent rencontrées avec Luys sur des épileptiques morts pendant les attaques, et de petites ecchymoses ainsi que des amas d'hématosine que j'ai depuis observés dans les capillaires cérébraux de ces malades, expliquent suffisamment ces symptômes. »

On le voit, l'hémiplégie de l'épilepsie essentielle peut, d'après ces explications, être considérée comme le fait de lésions plus ou moins durables de l'encéphale.

Hystérie. D'après les relevés de différents auteurs, on a noté sur un total de 820 hystériques, 71 de zéro à dix ans, et 157 de dix à quinze ans. Briquet fait mention de quarante-neuf cas de cette maladie observés chez des petites filles, sur un total de 430 observations. Dans aucune de ces observations, il est vrai, on ne parle explicitement d'hémiplégie, mais il faut bien dire que la plupart se bornent à signaler l'existence de la névrose. Or, l'akinésie est une manifestation fréquente de l'hystérie, et il n'est point douteux qu'on ne puisse l'observer chez la petite fille, quoique je ne puisse citer aucun fait à l'appui.

L'hémiplégie compte parmi les formes les plus communes de la paralysie hystérique. Son début est assez prompt, souvent instantané ; il s'annonce par divers troubles tels que de l'hyperesthésie, des tremblements, etc. Le plus souvent, la maladie commence par affecter le membre inférieur ; on l'a vue exceptionnellement débuter par le membre supérieur, mais dans tous les cas l'affaiblissement porte toujours bien plus sur le membre inférieur que sur le supérieur.

Sa durée est variable ; les impressions morales ont une influence marquée sur sa production ; elle est sujette à des récidives fréquentes. Elle s'accompagne presque toujours d'anesthésie cutanée, de diminution ou de perte de la vue, de l'ouïe, de l'odorat et du goût du même côté.

Jamais les muscles paralysés ne présentent d'atrophie. La contractilité faradique est bien conservée, mais le passage du courant n'est pas senti.

La paralysie hystérique est une des formes de l'*apoplexie nerveuse* des auteurs. Son mécanisme est très-obscur ; d'après Jaccoud, elle est tantôt périphérique et tantôt centrale, et ces deux formes se distinguent par la disparition ou la persistance de la contractilité électrique. Cet auteur admet, dans la forme périphérique, une modification dans l'arrangement polaire des molécules nerveuses, et par suite une diminution de la conductibilité du nerf. Dans celle d'origine centrale (hémiplégie), il a recours pour l'interprétation à l'apathie volontaire (aboulie), à l'insuffisance de l'impulsion motrice émanée du cerveau.

CHAPITRE II.

MALADIES AIGUES.

On voit parfois survenir dans le cours ou à la suite des maladies aiguës, chez les enfants et aussi chez les adultes, des paralysies de formes variables, souvent généralisées, mais parfois aussi localisées, et dans quelques cas franchement hémiplégiques, qui ont fait l'objet d'un mémoire très-intéressant de M. Gubler dans les *Archives générales de médecine* (1860-61).

Trousseau a observé, trois semaines après la guérison d'une *angine couenneuse*, chez une petite fille de 5 à 6 ans, une hémiplégie qui le fit songer à l'existence de tubercules cérébraux. Cette petite fille guérit promptement.

Rilliet et Barthez signalent l'hémiplégie parmi les symptômes de début de la *rougeole*. Ce genre de paralysie a été aussi noté dans la *scarlatine*, et voici à cet égard une intéressante observation de Kennedy, citée par M. Gubler :

Obs. XXIII. (Kennedy.)

Une petite fille de 5 ans et demi est affectée, à la suite d'une scarlatine intense, au milieu d'une convalescence difficile, d'une hémiplégie du côté droit.

Sept mois plus tard, l'enfant marchait encore en boitant et comme en fauchant : l'état du membre supérieur n'était pas plus satisfaisant, et la main gauche était seule apte à saisir les menus objets ; la langue paraissait aussi affectée, mais la vue et l'ouïe étaient bien conservées. En outre, il y avait un mouvement spasmodique très-marqué du côté de la tête, et la petite malade ne pouvait rester en repos qu'un temps très-court, symptôme que l'auteur attribue à la chorée. Il existait un bruit de souffle très-marqué au premier temps du cœur.

La guérison ne fut obtenue que six mois après l'invasion du mal.

L'hémiplégie a été également notée par M. Bouchut, chez deux enfants convalescents de *fièvre typhoïde*, et M. le docteur Bessette (d'Angoulême) m'a dit l'avoir observée deux fois aussi dans ces conditions. Je mentionnerai encore la *bronchite*, la *pneumonie*, la *fièvre intermittente*. M. Gubler l'a vue une fois dans l'*intoxication saturnine*.

En résumé, des paralysies locales ou généralisées peuvent accompagner ou suivre les pyrexies, les phlegmasies, en un mot tous les états morbides de l'économie caractérisés par une exaltation fonctionnelle, même de courte durée. Elles méritent le nom de paralysies asthéniques, mais nous répétons qu'elles sont le plus souvent diffuses, et que l'hémiplégie franche n'est point en général de leur fait.

On a observé, dans des cas très-rares, des hémiplégies produites par action réflexe chez des enfants dont le tube digestif contenait des *vers intestinaux*. Davaine parle dans son ouvrage d'un garçon de 9 ans, cité par Mangin, chez lequel les phénomènes se succédèrent dans l'ordre suivant : perte de connaissance, syncope, vomissements, convulsions, retour de la connaissance, paralysie du côté droit. On administra les anthelminthiques. Le deuxième jour, il y eut deux lombrics vomis ; le troisième jour, quinze lombrics furent rendus par les selles. Les quatrième, cinquième, sixième jours, plus de soixante-dix lombrics sont expulsés. Amélioration progressive ; guérison de la paralysie le douzième jour.

L'hémiplégie est, chez les enfants comme chez les adultes, une des formes rares de la paralysie dite rhumatismale, et on a invoqué pour l'expliquer soit l'hyperémie et l'œdème du névrilème (Niemeyer), soit l'ischémie médullaire par impression périphérique suivie d'action réflexe sur les vaso-moteurs de cet organe : de là, insuffisance de nutrition (Brown-Séquard), soit l'abolition par épuisement de l'excitabilité de la moelle dans les points d'émergence des nerfs atteints (Jaccoud). Nous n'insisterons pas davantage sur ce point, car, en somme, l'hémiplégie est loin d'être la forme ordinaire de ces sortes de paralysies.

Quant à la paralysie prétendue essentielle de l'enfance, disons en passant que des recherches récentes (thèse de Laborde, 1864) ont établi qu'elle était le plus souvent, sinon toujours, symptomatique de foyers de ramollissement ou d'autres lésions siégeant dans les cornes antérieures de la moelle. Du reste, elle n'affecte jamais la forme hémiplégique, ce qui nous dispense d'entrer à son égard dans de plus longs détails.

Enfin l'hémiplégie a été notée une fois dans une singulière épidémie de paralysie observée en 1860 à l'asile d'Ajuda, parmi les orphelins des victimes du choléra et de la fièvre jaune (Gomez). L'akinésie s'y montra sous diverses formes, s'accompagnait d'anesthésie très-prononcée, et était précédée de douleurs névralgiques. Bouchut rapproche ce fait des épidémies convulsives et démoniaques du moyen âge, et lui assigne comme élément étiologique, les impressions névrosiques. (*Pathologie générale*, 2e édition, p. 167.)

Il nous reste à dire un mot des hémiplégies simulées qu'on rencontre plus souvent qu'on ne pourrait le croire chez les enfants. Ce sont surtout des petites filles qui se livrent à cette simulation, bien moins fréquente pourtant que celle de la chorée, ou que celle de l'hystérie par des jeunes filles plus âgées. Cela paraît au premier abord difficile à admettre, car on ne s'explique pas trop le motif qui les pousse à de pareils actes, mais on ne peut nier ce qu'on voit, et les praticiens les plus expérimentés sont là pour témoigner de la réalité du fait. Il est souvent fort difficile de dévoiler l'imposture, mais, quand on y a réussi, on peut, tombant dans un écueil contraire, se trouver entraîné à mettre en doute, dans d'autres cas, la sincérité de certaines petites malades réellement hémiplégiques. J'ai eu l'occasion d'observer une petite fille de 10 ans, qu'au premier examen tout le service soupçonna de simulation. Elle fut soumise alternativement à des séances de faradisation et d'hydrothérapie extrêmement pénibles et qui lui arrachaient des larmes et des cris. On avait eu soin préalablement de lui promettre la suspension de ce dur traitement au premier signe d'amélioration de l'hémiplégie. Aucune amélioration ne se manifesta. En outre elle était soumise à une surveillance rigoureuse et incessante, et jamais on ne la prit en défaut. Enfin je m'aperçus un jour d'une notable différence de température entre les membres droits et les membres gauches, ce qui leva tous les doutes et nous convainquit de sa sincérité.

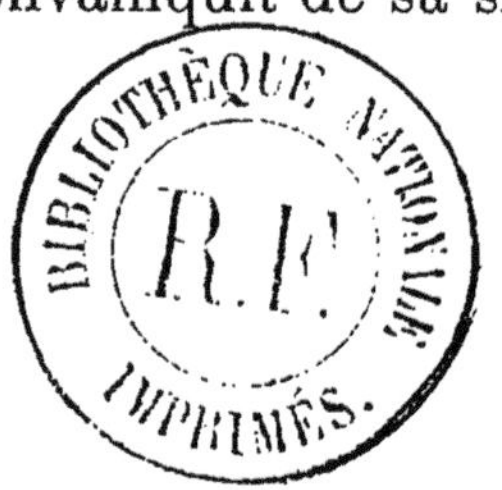

A. Parent, imprimeur de la Faculté de Médecine, rue Mr-le-Prince, 31.

www.ingramcontent.com/pod-product-compliance
Ingram Content Group UK Ltd.
Pitfield, Milton Keynes, MK11 3LW, UK
UKHW020943180726
13838UKWH00003B/1101